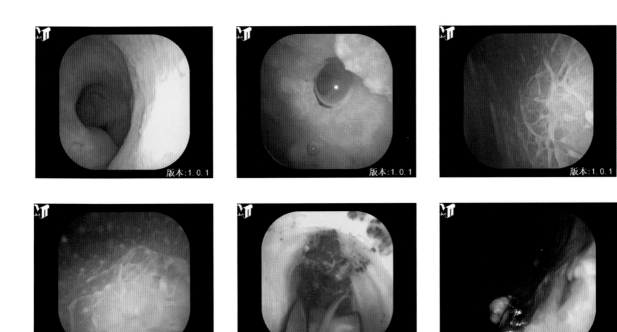

eyeMAX 洞察
胆囊疾病诊疗图谱

名誉主编 金震东　令狐恩强　徐　红

主　　编 王宏光　陶丽莹

东南大学出版社
SOUTHEAST UNIVERSITY PRESS

·南京·

图书在版编目（CIP）数据

eyeMAX洞察：胆囊疾病诊疗图谱 / 王宏光, 陶丽莹

主编. -- 南京：东南大学出版社, 2025.3. -- ISBN

978-7-5766-1957-7

Ⅰ. R575.6-64

中国国家版本馆CIP数据核字第20259L6782号

责任编辑：郭吉　责任校对：韩小亮　封面设计：郭肇宁　责任印制：周荣虎

eyeMAX洞察：胆囊疾病诊疗图谱

eyeMAX Dongcha: Dannang Jibing Zhenliao Tupu

主　　编：	王宏光　陶丽莹	
出版发行：	东南大学出版社	
出 版 人：	白云飞	
社　　址：	南京四牌楼2号　邮编：210096	
网　　址：	http://www.seupress.com	
电子邮件：	press@seupress.com	
经　　销：	全国各地新华书店	
印　　刷：	南京艺中印务有限公司	
开　　本：	787 mm ×1 092 mm　1/16	
印　　张：	14	
字　　数：	360 千字	
版　　次：	2025 年 3 月第 1 版	
印　　次：	2025 年 3 月第 1 次印刷	
书　　号：	ISBN 978 - 7 - 5766 - 1957 - 7	
定　　价：	156.00 元	

本社图书若有印装质量问题，请直接与营销部调换。电话（传真）：025-83791830

编委会

序

胆道疾病是最常见的消化系统疾病之一，我国成人慢性胆囊炎患病率为0.78%～3.91%，胆囊结石患病率为2.3%～6.5%，近些年来仍有上升的趋势。人类对胆道疾病的认识经历了漫长的探索，我国最早的医学典籍《黄帝内经》中指出："胆者，中正之官、决断出焉。凡十一脏，取决于胆也"，强调了胆在脏腑活动中的重要性。早在半个世纪以前，胆道疾病的诊治似乎只能通过外科手术的方法，直到1968年，随着ERCP技术的出现，人类从此进入了胆胰疾病内镜诊疗的时代。ERCP经人体自然腔道完成操作，相较于传统外科手术，具有减少创伤、降低痛苦等优势。近些年来，随着经口胆道镜的问世，与已有的ERCP技术进行联合，可直视观察胆胰管内部结构与病变，开启了直视诊疗的新时代。过去，由于胆囊颈部存在Heister瓣，胆囊被认为是"消化道的最后盲区"，随着内镜技术及器械的快速发展，经自然腔道进入胆囊已成为现实。

吉林市人民医院消化中心在王宏光教授的带领下，开展了各种复杂、疑难的胆道疾病的内镜下诊疗，每年完成800余例ERCP诊治，对经口内镜下直视诊疗胆道疾病具有丰富的经验，并且率先开展了经口内镜下直视诊疗胆囊病变技术。由南微医学科技股份有限公司自主研发的eyeMAX洞察成像系统，是国产的新型胆道子镜，相较于国外的经口胆道镜，具备成像清晰、色彩真实、可操作性强、价格低廉等优势。经过王宏光教授团队的长期实践和探索，在近几年应用eyeMAX洞察成像系统诊治胆囊疾病的病例中，精心筛选了50余例病例，每一例病例均包含详尽的病史资料，清晰的胆道镜下胆囊病变的图片，精彩的手术视频剪辑以及术者对每一例病例操作难点的讲解点评，以图文并茂的形式展示出eyeMAX洞察成像系统在胆囊疾病诊治中的应用，通过通俗易懂的语言分享了对胆囊疾病诊治的心得。相信国内从事胆道疾病诊治工作的同道在阅读这本《eyeMAX洞察胆囊疾病诊疗图谱》后，均会得到较大的受益，有助于直视下胆囊疾病诊疗技术的普及和发展，特此推荐。

李兆申

2025 年 2 月 19 日

前言

　　胆胰疾病在我国是常见病，但由于解剖位置特殊，诊断和治疗一直比较困难。1968年经十二指肠内镜逆行胰胆管造影术（ERCP）的出现，使胆道系统、胰管系统的诊断与治疗取得了突破性进展。ERCP技术改变了胆胰疾病诊断和外科治疗的传统模式，部分开放式手术已逐渐被内镜下检查和治疗取代。经历了数十年荆棘路，直到2005年第一代经口胆道镜系统问世，在胰胆管疾病的诊断和治疗方面展现出其巨大的优势，解决了不能经ERCP定性的胆胰良、恶性疾病的诊断和巨大胆道结石的取石。

　　我科也先后开展了胆道镜联合激光碎石治疗疑难胆总管巨大结石及胰管结石、胆道镜下化脓性胆囊炎、胆囊泥沙样结石灌洗，并在全世界率先开展了左右肝管激光碎石，在胆道镜技术领域取得重大突破，开拓了胆胰疾病诊治的新思路，消除了治疗内镜最后的"盲区"，其中胆道镜下射频消融治疗胆道恶性梗阻获得了吉林省科技进步奖，无数患者和家庭受益，同时也带来了巨大的社会效益。我科于2014年开始将经口胆道镜联合ERCP、EUS技术应用于临床诊疗中，在胆道镜诊疗的道路上不断探索，不断创新，不断突破自我，在临床的工作中跨越坎坷，解决了很多疑难胆胰系统疾病，如胆道寄生虫病的直视诊断，胆道良、恶性狭窄的探查，巨大胆道结石的取石等等。近年来，ERCP联合胆胰管直视内镜技术的应用达到空前繁荣和飞速发展的局面，逐渐取代了传统的胆胰疾病的诊治方法，伴随eyeMAX洞察成像系统不断更新换代，我们也将直视内镜技术广泛应用于胆囊相关疾病的诊断及治疗中。

　　全书的撰写过程离不开吉林市人民医院消化中心全体同仁和相关科室工作人员的帮助，感谢书籍编写过程中为我们提供大力协助的影像科、病理科同行，感谢我们科室多位年轻的同事们，也特别感谢全体南微医学科技股份有限公司团队的大力支持。感谢大家的辛勤付出、团结协作才能在较短的时间内完成此项工作。希望该书给广大读者在临床工作中带来帮助，但学术观点日新月异，本书难免有不足之处，望各位读者不吝赐教、批评指正。

吉林市人民医院消化中心

2024年5月15日

目录

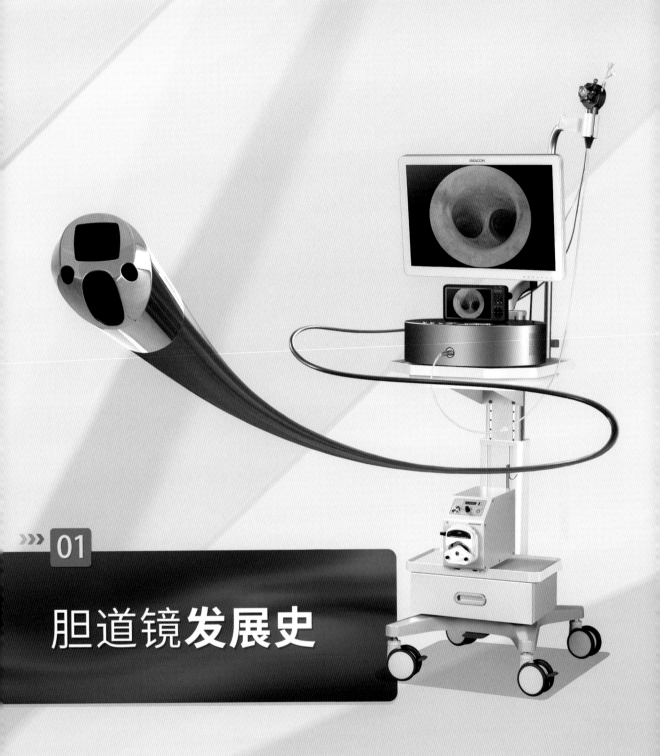

01

胆道镜发展史

我国幅员辽阔，人口众多，胰胆管病在我国属于常见病，由于解剖位置特殊，诊断和治疗一直比较困难。胆道镜的发展经历了较漫长的阶段，从硬性胆道镜过渡到纤维胆道镜，再到目前使用的经口胆道镜已经历了近百年。1923 年，Bakes 利用耳镜上装上光源和反射镜的技术，成功于术中观察到了胆总管下段，这是胆道镜最原始的形式。随后的 50 年中，硬性胆道镜技术不断更新。到了 1965 年由美国 ACMI 厂首先制成了光导纤维胆道镜，即软质胆道镜。1979 年，北京大学第一医院的张宝山教授在我国率先开展了纤维胆道镜的临床应用。随后这项技术在我国迅速开展起来，在不断的实践积累中获得了较大的进步。

对于消化内科的医生来说，胆胰管疾病的诊治也是比较困难的。1968 年经十二指肠内镜逆行胰胆管造影术 (ERCP) 的出现，使胰胆管疾病的影像学诊断和治疗取得了突破性进展。ERCP 技术改变了胆胰疾病诊断和治疗的传统模式，部分开放式手术已逐渐被内镜下检查和治疗取代。然而 ERCP 不能定性诊断胆胰管良、恶性病变，肝内胆管结石无法经过普通十二指肠镜取出，因此子母镜技术就相应诞生。

1.1 经口子母镜的发展史

子母镜是经口胆道镜 (peroral choledochofiberscope，POCS) 新型子母镜诊治胆胰疾病的临床应用的一种。1974 年，经口胆胰管检查术应用于临床，也称为子－母镜检查术。学者 Urakami 在 1980 年首先报告其临床应用。但由于子镜易损、缺乏足够的工作孔道、操作困难、应用范围有限等原因进展缓慢。1986 年，新型的子镜问世，其可变换角度的、带有较细活组织检查孔道，可直视下行胆管和胰管病变活组织检查或细胞刷检查，导丝引导下行胆囊管插管，高压液电或激光探头经子镜活组织检查孔行碎石术等，临床用途进一步扩展。1989 年，可连接电视荧光屏的超细子镜用于临床，用途进一步扩大。近半个世纪以来经口胆胰管镜的研发得到了质的飞跃，已从直接经口胆道镜（direct peroral videocholangioscopy）过渡到双人操作的胆道子母镜系统（mother-baby scope system；日本奥林巴斯公司），再到现在被广泛应用的单人操作的基于一次性成像导管的经口胆胰管子母镜——eyeMAX 洞察。经口胆胰管子母镜的优势不仅体现在子镜外径小、成像清晰、种类齐全、配件多样等方面，而且单人操作更加灵活，摒弃了烦琐、复杂的操作步骤，可减少并发症的发生。本书将聚焦单人操作的基于一次性成像导管的经口胆胰管子母镜，其基本组成包括主机、显示器、一次性使用成像导管及其相关配件（网篮、圈套器、活检钳、热凝钳等），可广泛应用于胆胰管、胆囊及阑尾相关疾病的诊治。

1.2　eyeMAX 洞察成像系统优势

经口胆道镜可分为直接经口胆道镜及间接经口胆道镜，间接经口胆道镜以国产 eyeMAX 洞察成像系统为代表。操作者常规胆胰管插管后经钳道插入 eyeMAX 洞察导管至目标位置进行操作。其主要优点为：单人操作；管径细，9 Fr 纤细管径，器械通道直径 1.2 mm；视野清晰；临床应用广泛，可满足各类胆胰疾病以及阑尾疾病的诊断与治疗；操作灵活，四向转角 ≥ 45°；钳道大，11 Fr 管径规格器械通道直径可达 2.0 mm；安全便利，一次性使用，无需清洗消毒；其配件种类较多，如一次性无菌胰胆组织取样钳、网篮、球囊、异物套圈等。

1.3　eyeMAX 洞察成像系统应用领域

随着经口胆胰管镜研究的不断深入，对于其临床应用的认识也在不断地更新和完善，越来越多的新观点应运而生。胆管结石的一线治疗方式是内镜逆行胰胆管造影（endoscopic retrograde cholangiopancreatography，ERCP），同时 ERCP 也可应用于胆道狭窄的诊断等，但对于困难胆胰管结石（结石最大径 > 1.5 cm、结石嵌顿、肝内胆管结石、胆囊管残端结石、结石远端胆管狭窄等）的治疗或诊断困难的病例仍需要通过外科手术治疗，经口胆胰管镜的问世可使外科手术治疗逐步被超级微创手术所替代。

根据近年研究进展，经口胆胰管镜对不明原因胆管狭窄、胰腺导管内乳头状黏液性肿瘤（intraductal papillary mucinous neoplasm of the pancreas）的诊断率有所提高。胆管良性狭窄、恶性梗阻、免疫球蛋白 G4 相关胆管炎、硬化性胆管炎均可通过经口胆胰管镜直视进行鉴别诊断，联合直视下活体组织检查、测量病变侵及范围可降低 ERCP 诊断的误差，但诊断灵敏度仍有进步空间，如联合术中细胞学诊断或加大取材量等。与此同时，经口胆胰管镜还可评估胆管肿瘤范围、射频消融治疗后的效果，以及肿瘤进展、复发的情况。

经口胆胰管镜在胆胰结石中的应用更加广泛，着重强调在困难胆管结石和困难胰管结石（结石最大径 > 5 mm 或多发）的应用，甚至取石过程中碎石网篮嵌顿于胆道的应用；还可通过经口胆胰管镜直视下根据结石颜色判定结石硬度，根据结石硬度选择联合激光或液电碎石等方式使直视下诊疗更加安全、有效。经口胆胰管镜对肝内胆管分支的复杂结石可能需要反复多次治疗方可治愈。同时，经口胆胰管镜直视诊疗降低了放射线下能量盲碎结石所导致的胆管壁损伤、出血、穿孔等并发症的发生。因胆道结石可通过经口胆胰管镜直视下碎石取石，将结石击碎呈泥沙状再通过十二指肠乳头取出，故操作医师可对十二指肠乳头括约肌进行小切开，从而保护十二指肠乳头括约肌功能。

ERCP 联合经口胆胰管镜直视下取石也有新理念，经口胆胰管镜直视下可逆行进入胆囊管，评估胆囊管有无狭窄、结石、肿瘤。对于条件良好的胆囊管，可通过金属覆膜支架建立通道直视网篮套取胆囊结石或联合液电、激光等能量碎石后通过网篮套取，经过十二指肠乳头取出，甚至 Mirrizi 综合征和胆囊管结石也可通过经口胆胰管镜进行内镜取石。对于化脓性胆囊炎、胆囊泥沙样结石也可应用经口胆胰管镜直视进入胆囊进行充分灌洗引流从而控制炎症，评估是否存在胆囊壁间结石、瓷瓶胆囊，判断胆囊炎症轻重，但上述疾病在处理过程中需要医师具备娴熟的技术和助手的配合。ERCP 对于胆胰管支架内移位的处理存在较大难度，通过经口胆胰管镜直视下网篮、圈套器等附件的配合可有效取出异物。此外，胆道蛔虫、华支睾吸虫、胆囊外科术后一次性组织闭合夹脱落等异物的取出也可效仿。

经口胆胰管镜联合内镜逆行阑尾炎治疗术（endoscopic retrograde appendicitis therapy）应用于阑尾相关疾病诊治也取得良好临床效果。尽管阑尾肿瘤性病变以手术切除为主，但经口胆胰管镜术前直视诊断和评估病变范围也很重要，对于粪石引起的梗阻性阑尾炎，经口胆胰管镜直视取石灌洗后的效果立竿见影，其在阑尾疾病诊断和治疗方面将会有广泛的应用前景。经口胆胰管镜的最大优势是无射线 ERCP，为孕妇、儿童、危重症需床旁救治等特殊人群提供了新的诊疗模式。

本图谱着重介绍胆囊相关疾病病例。

参考文献

[1] 乔铁，张宝善，陈训如，等.桥牌系列硬质胆囊镜 [M]. 北京：军事医学科学出版社 .2010.

[2] 王蒙，王广义，张小博，等 . 新型子母镜诊治胆胰疾病的临床应用 [J]. 临床肝胆病杂志 .2013，29(3):172-174.

[3] Urakami Y. Peroral cholangiopancreatoscopy(PCPS) and peroral direct cholangioscopy (PDCS) ［J］. Endoscopy，1980，12(1)：30 −37.

[4] Judah J R，Draganov P V. Intraductal biliary and pancreatic endosco-py. An expanding scope of possibility ［J］.World J Gastroenterol，2008，14(20)：3129-3133.

[5] Cotton P B， Kozarek P A，Schapiro R H，et al. Endoscopic laser lith-otripsy of large bile duct stones ［J］.Gastroenterology，1990，99 (4)：1128 −1133.

[6] 中华医学会消化内镜学分会 . 中国经口胆胰管镜超级微创诊疗技术共识意见 [J]. 中华胃肠内镜电子杂志，2023，10(4)：217-241.

[7] Williamson J B，Draganov P V. The usefulness of SpyGlass[TM] choledochoscopy in the diagnosis and treatment of biliary disorders[J]. Curr Gastroenterol Rep，2012，14(6):534-541.

[8] Zhang W, Hou S L, Tian J, et al. The combination of eyeMax direct visualization system, EUS and ERCP for the precise treatment of intraductal papillary mucinous neoplasm[J]. Revista Espanola de Enfermedades Digestivas, 2023, 115(12): 740-741.

[9] Williams E，Beckingham I，El Sayed G，et al. Updated guideline on the management of common bile duct stones (CBDS)[J]. Gut. 2017 ，66(5):765-782.

[10] Dorrell R，Pawa S，Zhou Y，et al. The Diagnostic Dilemma of Malignant Biliary Strictures[J]. Diagnostics (Basel)，2020 ，10(5):337.

[11] Gerges C，Beyna T，Tang RSY，et al. Digital single-operator peroral cholangioscopy-guided biopsy sampling versus ERCP-guided brushing for indeterminate biliary strictures: a prospective，randomized，multicenter trial (with video)[J]. Gastrointest Endosc，2020，91(5):1105-1113.

[12] De Jong D M，Stassen P M C，Groot Koerkamp B，et al. European Cholangioscopy study group. The role of pancreatoscopy in the diagnostic work-up of intraductal papillary mucinous neoplasms: a systematic review and meta-analysis[J]. Endoscopy，2023 ，55(1):25-35.

[13] Pawa R，Dorrell R，Pawa S. Endoscopic management of cystic duct stones and Mirizzi's syndrome: experience at an academic medical center[J]. Endosc Int Open，2022，10(1):E135-E144.

[14] 陶丽莹，王宏光，郭享，等 . 内镜逆行胰胆管造影联合 SpyGlass 系统治疗胆总管结石继发急性胆囊炎的效果观察 [J]. 临床肝胆病杂志，2022，38(08):1854-1858.

[15] Al-Shahrani A A，Swei E，Wani S，et al. Pancreatoscopy-guided retrieval of a migrated pancreatic duct stent[J]. VideoGIE，2022，7(11):417-418.

[16] Santos L，Gomes D，Figueiredo P. Role of cholangioscopy as a rescue technique in the retrieval of proximally migrated biliary stents[J]. Rev Esp Enferm Dig，2022.

[17] 陶丽莹，王宏光，郭享，等 . SpyGlass DS 辅助内镜下逆行阑尾炎治疗术的诊治价值 (附视频)[J]. 中华结直肠疾病电子杂志，2020，9(06):625-629.

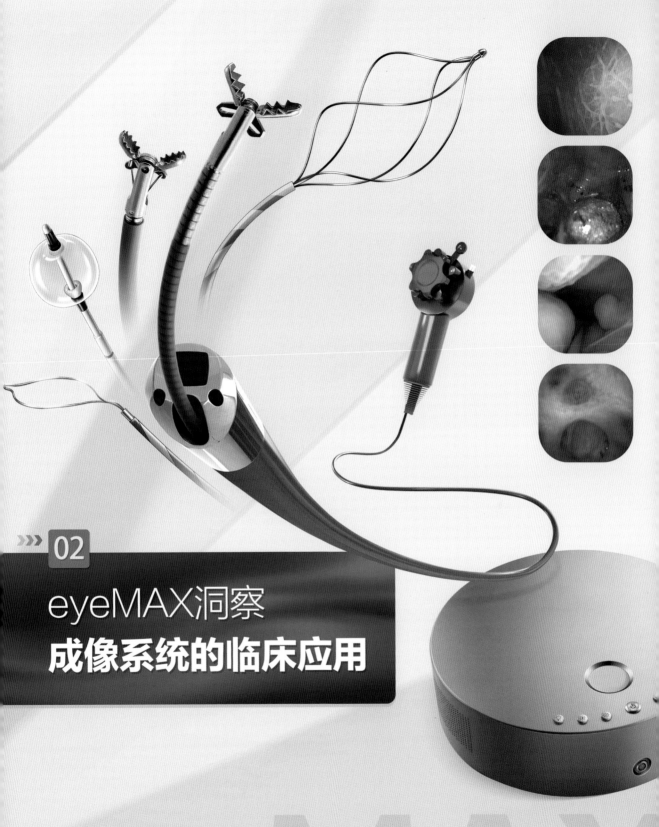

02

eyeMAX洞察
成像系统的临床应用

2.1 eyeMAX 洞察成像系统临床应用

2.1.1 胆道镜使用的适应证

胆胰疾病的诊断、治疗已从内镜下逆行胰胆管造影（endoscopic retrograde cholangiopancreatography，ERCP）技术过渡到 ERCP 和直视化系统的联合应用，其优势为单人操作、四方位转向和独立的冲洗通道。目前该设备的应用范围在不断更新，对许多疾病的诊治已得到了普遍的认可，但也有许多疾病应用 eyeMAX 洞察成像系统联合 ERCP 治疗仍处于讨论和争议的阶段，仍需要进一步的证实及考量。

2.1.1.1 胆道疾病中的应用

1）有症状的胆总管结石及胆总管巨大结石嵌顿。

2）有症状的肝内胆管结石。

3）胆管良性扩张的诊断。

4）胆管恶性狭窄的诊断及治疗。

5）胆道蛔虫的诊断及治疗。

6）胆道异物的诊断及治疗。

2.1.1.2 胆囊疾病中的应用

1）胆囊息肉的诊断。

2）胆囊结石的诊断及胆囊泥沙样结石的治疗。

3）化脓性胆囊炎的诊断及治疗。

4）胆固醇沉着症的诊断。

2.1.1.3 胰腺疾病中的应用

1）有症状胰管结石的诊治。

2）胰腺占位的诊治。

2.1.2　胆道镜使用的禁忌证及并发症

2.1.2.1　禁忌证

1）绝对禁忌证

（1）严重的心肺疾病，如重度心功能不全、重度高血压、严重肺功能不全、急性肺炎。

（2）食管化学性、腐蚀性损伤的急性期，极易造成穿孔。

（3）严重的精神病患者，患者往往不能良好合作。

2）相对禁忌证

（1）一般心肺疾病。

（2）急性上呼吸道感染。

（3）严重的食管静脉曲张。

（4）透壁性的溃疡。

（5）食管、脊柱及胸廓畸形。

（6）有出血倾向者。

2.1.2.1　并发症

1）一般并发症

（1）误吸。

（2）消化道穿孔。

（3）消化道大出血。

（4）心、脑血管意外。

（5）咽喉部损伤、咽喉炎、喉痉挛、皮下气肿、梨状窝穿孔。

（6）麻醉药物过敏。

（7）贲门黏膜撕裂。

2）二代子母胆道镜治疗的常见并发症

（1）十二指肠乳头、胆道穿孔。

（2）胰腺炎。

（3）化脓性胆管炎。

（4）肿瘤的种植及转移。

（5）误伤血管造成血肿，甚至大出血。

2.2 eyeMAX 洞察成像系统应用时的手术麻醉

2.2.1 患者术前准备

2.2.1.1 饮食管理

术前数日进食要少渣易消化，避免不洁饮食导致胃肠道感染；术前 8 小时禁食油炸、肉类等蛋白类、脂肪类、固体食物；术前 6 小时禁食米面、牛奶等食物；术前 2 小时禁止饮水，但可以刷牙以及因为服药少量喝点水。术前 30 分钟可服用局麻剂利多卡因胶浆、祛泡剂二甲硅油、祛黏液剂得佑等黏膜清洁剂，总量不超过 50 ～ 100 mL。

2.2.1.2 休息管理

临近手术数日内应好好休息，避免剧烈运动、加班加点，早点入睡，养精蓄力。认知目前 ERCP+ 经口胆道镜治疗已是成熟技术，放松心情，有益于术后康复。避免因受凉感冒和呼吸道感染而影响麻醉。

2.2.1.3 戒烟戒酒

戒烟至少 2 ～ 4 周，咳痰者应服止咳化痰药减少麻醉术后咳嗽。戒酒至少 1 周，饮酒会影响手术麻醉药用量、术后苏醒、术后抗生素应用的选择。

2.2.1.4 穿着梳妆

不要化妆，如涂口红、抹指甲油，以免影响麻醉观察缺氧。不要穿紧身内衣，以方便手术时安放皮肤电极板。术前可换上病员服，注意上衣要反穿、纽扣在背后，方便术中穿脱。

2.2.1.5 个人卫生

修剪好指甲，防止麻醉未清醒时抓伤皮肤。术前日洗澡，术后需卧床，2 ～ 3 天内一般不宜活动和洗澡。女性患者手术日如正值月经期，一般要延期进行手术。

2.2.1.6 大便小便

预约手术操作时间并非实际时间，接台等待时间可能会较长，手术前应再次解净大小便。便秘者应提前数日服用缓泻药如乳果糖（杜秘克）等，确保每日至少 1 次大便。

2.2.1.7　口腔假牙

如有活动假牙、牙套和牙托，术前应取下，以防麻醉肌肉松弛时脱落到气管。有松动的牙齿应事先告知医生，术中安放口垫或气管插管时有可能会造成脱落。

2.2.1.8　贵重物品

手机、手表、项链、手镯、耳钉、眼镜、隐形眼镜、皮夹、身份证、银行卡和各种证件请不要带入手术室，事先由亲朋好友妥善保管，防止丢失。

2.2.1.9　资料准备

请携带胃十二指肠镜报告、腹部 B 超和 CT、MRCP 等各种检查资料，用于术前治疗方案制定和麻醉评估。带好近期同级医院检查报告，如检查结果正常，可互认不重复检查。

2.2.1.10　胃腔准备

常规术前禁食、禁饮 6 ~ 8 小时，对食管和近端胃切除者禁食时间要延长，术前数日可饮用可口可乐每日 3 次、每次 50 ~ 75 mL，有利于清空胃内容物。对有胃食管排空差、胃潴留、呕吐症状的患者，为防止麻醉呕吐物呛入气管，必要时先放入胃管进行胃肠减压，上麻醉前可先用胃镜进入胃腔吸净胃内容物后再麻醉。

2.2.1.11　药物治疗

影响凝血的药物如阿司匹林停 7 天、氯吡格雷停 5 天、低分子肝素停 3 天、华法林停 3 天、肝素停 6 ~ 12 小时、活血中药停 5 ~ 7 天。影响麻醉的药物如复方降压片、降压 0 号等含利血平、抗抑郁药物需停 7 天。当日停服普利类、沙坦类高血压药，现认为可能会对麻醉药有影响。当日停服糖尿病药物，改用胰岛素替代。当日停服中药、中成药和可用可不用西药、保健品等。治疗当日医生会根据病情预防性使用抗生素。特殊药物请遵医嘱。

2.2.1.12　身份确认

请将住院手腕带、门诊身份识别码戴在右手腕上，医护人员在诊疗和转接过程中随时要进行身份确认。按医保规定严格实行实名制，切不可用亲朋好友的身份住院进行诊疗。

2.2.1.13　知情同意

通常 ERCP+ 经口胆道镜微创治疗是安全的，但仍有可能出现风险，手术和麻醉医生在治疗前会向患者和家属告知可能的并发症，并由患者本人或委托人签署内镜治疗和麻醉知情同意书。十二指肠镜检查可能出现上腹胀痛、活检出血、气道误吸、咽喉疼痛、下颌脱位等。术中可能出现腹痛、腹胀、出血、穿孔，术后可能出现胰腺炎、迟发性出血或穿孔、感染等并发症。无痛麻醉可能出现头昏头痛、倦怠无力、恶心呕吐、气道误吸、药物过敏等麻醉反应。严重者需急诊或择期转外科剖腹手术等，还可能出现心脑血管意外、局部或全身感染、难以预料的并发症、诊疗未能达到预期目标等。一旦出现并发症医生会积极处理，住院费用相应会增加。

2.2.2　麻醉的管理与监控

eyeMAX 洞察成像系统联合 ERCP 治疗的麻醉方式为全身麻醉，其麻醉及监控的要点如下：

1）麻醉过程中保障安全、无痛，无并发症的发生。

2）麻醉诱导过程平稳。

3）麻醉围术期给予生命体征的监护。

4）术中、术后密切观察患者的呼吸方式、频率、节律及幅度等。

5）术中、术后持续监测血压、心电、脉搏及无创血氧饱和度。

6）术中、术后维持患者体液平衡。

参考文献

[1] Laleman W，Verraes K，Van S W，et al.Usefulness of the single-operator cholangioscopy system SpyGlass in biliary disease:a single-center prospective cohort study and aggregated review[J].Surg Endosc，2017，31(5)：2223-2232.

[2] Ridtttid W，Luangsukrerk T，Angsuwatcharakon P，et al.Uncomplicated common bile duct stone removal guided by cholangioscopy versus conventional endoscopic retrograde cholangiopancreatography[J].Surg Endosc，2018，32(6)：2704-2712.

[3] Franaini T，Cardarelli-Leite L，Figueira E R R，et al.SpyGlass percutaneous transhepatic cholangioscopy-guided lithotripsy of a large intrahepatic stone[J]. Endoscopy，2017，49(12)：E292-E293.

[4] 刘春涛，王拥军，李鹏，等.SpyGlass DS 直视胆道镜系统在胆道疾病诊治中的初步临床研究（含视频）[J]. 中华消化内镜杂志，2018，35（5）：318-321.

[5] Zhang H，Xiao L，Zou H，et al.Application of SpyGlass Direct Visuslization System in diagnosis and treatment of biliary diseases[J]. China Journal of Endoscopy. 2019，25(2):1-4.

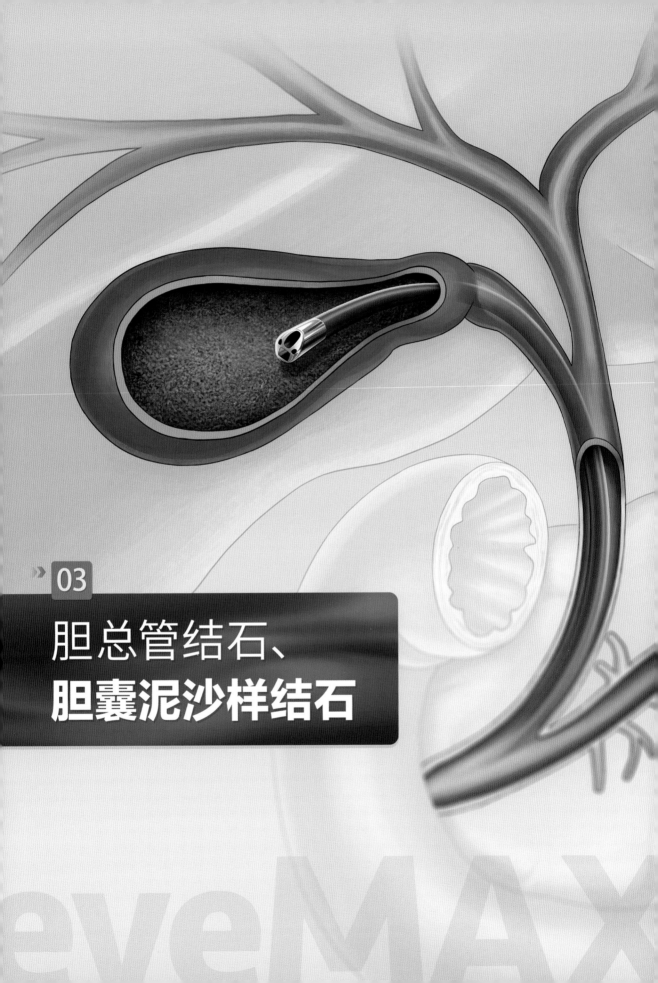

胆总管结石、
胆囊泥沙样结石

病例 1：胆总管结石，胆囊炎，胆囊泥沙样结石

■ **病史摘要**

患者男性，69 岁，主因"眼黄、尿黄、乏力、食欲减退 1 周"入院。

现病史：患者于 1 周前无明显诱因出现眼黄、尿黄，伴乏力、食欲减退，伴间断上腹痛、腹胀，伴恶心，无呕吐，无发热、寒战。患者在外院行腹部 CT 检查提示胆总管末段结石，伴其上游胆管扩张，胆囊密度增高，胆汁淤积可能；肝功能结果为丙氨酸氨基转移酶 292.74 U /L，天门冬氨酸氨基转移酶 81.46 U /L，总胆红素 551.01 μmol /L，直接胆红素 253.45 μmol /L；诊断为"胆总管结石伴急性胆管炎，梗阻性黄疸"。患者现为求进一步诊治入我院治疗。

既往史：右侧腹股沟疝手术病史 10 余年。

查体：全身皮肤、黏膜及巩膜黄染，全腹软，上腹部轻压痛，无反跳痛及肌紧张。

■ **辅助检查**

血常规 +CRP：白细胞计数 3.6×10^9 /L，中性粒细胞百分比 81.5%，超敏 C 反应蛋白 CRP 6.3 mg /L。

降钙素原：0.26 ng / mL。

术前八项、心肌损害五项、凝血功能、离子全项检测未见明显异常。

■ **初步诊断**

胆总管结石　胆囊炎　胆囊结石

排除禁忌后，行 ERCP。术前完善 EUS 示：胆总管腔内可见强回声光团，后伴声影；胆囊体积增大，腔内可见大量絮状强回声光团（图 1、图 2）。

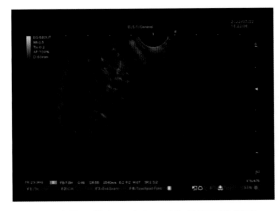

图 1　胆囊体积增大，腔内可见絮状强回声光团

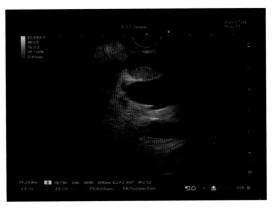

图 2　胆总管扩张，腔内可见强回声光团

为明确胆总管、胆囊内情况，常规 ERCP 取石后插入 eyeMAX 洞察成像系统。

■ eyeMAX 洞察所见

胆囊内可见黑色泥沙样结石，应用甲硝唑盐水冲洗胆囊（图 3、图 4）。留置导丝于胆囊内（图 5），并于 X 线监视下留置鼻胆管于胆囊颈部（图 6）。

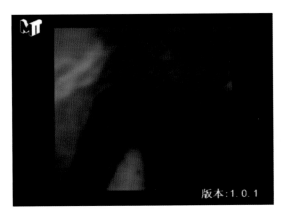

图 3　胆囊内可见大量泥沙样结石

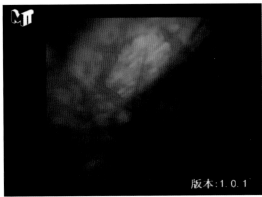

图 4　胆囊壁呈网格状结构

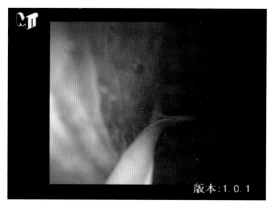

图 5　将导丝留置于胆囊内

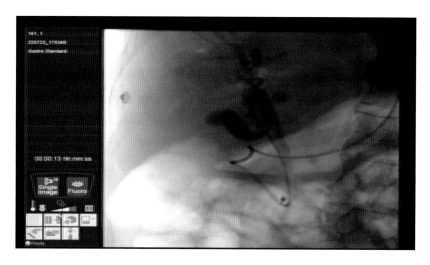

图 6　X 线监视下留置鼻胆管于胆囊颈部

■ 诊断

胆总管结石　胆囊炎　胆囊泥沙样结石

■ 结果

ERCP 联合 eyeMAX 洞察成像系统检查 + 胆道结石取石术 + 胆囊灌洗术 + 鼻胆管引流术。

■ 复查

患者于 4 天后行 ERCP+eyeMAX 洞察胆道镜复查，拔除鼻胆管后，在导丝引导下插入 eyeMAX 洞察导管，经过胆囊颈部进入胆囊，应用甲硝唑生理盐水冲洗胆囊，胆囊内可见少量脓液流出（图 7、图 8），胆囊壁可见胆固醇性息肉（图 9），胆囊内可见壁间结石（图 10、图 11）。

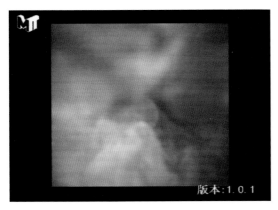

图 7　胆囊内可见少量脓液

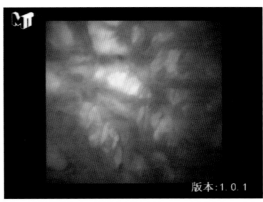

图 8　胆囊壁呈网格状结构

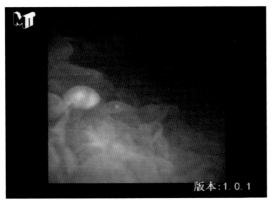

图 9　胆囊壁可见胆固醇性息肉

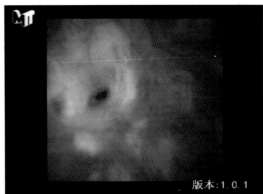

图 10　胆囊内可见壁间结石

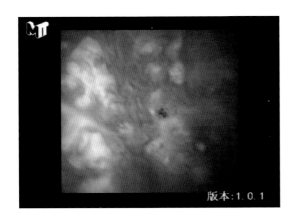

图 11　胆囊内可见壁间结石

▰ 操作技巧

　　该病例诊断为胆总管结石、胆囊泥沙样结石、胆囊炎。在导丝引导下 eyeMAX 洞察导管直视进入患者胆囊腔内，但由于胆囊腔内泥沙样结石较多，灌洗困难，遂留置鼻胆管引流，每日通过甲硝唑生理盐水冲洗，于术后 4 日复查胆囊内泥沙样结石减少，可以充分观察胆囊内的胆固醇息肉、壁间结石。

▰ 视频

病例 2：胆总管结石，胆囊泥沙样结石，胆囊炎

■ 病史摘要

患者，女性，68岁，主因"腹痛1周"来院。

现病史：该患者于入院1周前出现腹痛症状，间断性出现，餐后加重，严重时捧腹弯腰，疼痛持续数小时不等，可自行缓解，就诊于当地医院，行腹部CT检查提示"胆总管结石、胆总管扩张、肝内胆管扩张、胆囊结石、胆囊炎、腹腔积液、胸腔积液等，为求进一步诊治到我院就诊，经门诊以"胆总管结石"收入我科。病程中患者乏力、食欲减退，无寒战、发热，无呕吐、黑便，无心前区疼痛，无呼吸困难，咳黄痰，二便存在，近期体重略下降。

既往史：2型糖尿病10余年，口服"二甲双胍、格列本脲"治疗。高血压病10年，收缩压最高180 mmHg，口服"珍菊降压片"治疗。冠心病史10年，1年前诊断"心衰、胸腔积液"。脑梗死4年，发病右侧肢体活动度差，目前遗留肢体活动障碍。

查体：神志清楚，巩膜略黄染，腹部平坦，双下肢中度凹陷性水肿。

■ 辅助检查

肝胆胰脾CT（外院）：肝内胆管扩张，胆总管扩张，胆总管结石所致；肝脏边缘条状略低密度影，考虑少量腹腔积液；胆囊炎、胆囊结石；胰腺略饱满，边缘条状改变，另见双侧胸腔积液，心影增大，边缘似见条带略低密度影。

凝血七项（外院）：凝血酶原活动度127%，纤维蛋白原4.5 g/L。

血常规：红细胞计数2.98×10^{12}/L，血红蛋白含量94 g/L，超敏C反应蛋白7.15 mg/L。

肝功能：总蛋白52.4 g/L，白蛋白23.6 g/L，谷氨酰胺转肽酶781 U/L，碱性磷酸酶578.6 U/L，总胆固醇7.63 mmol/L，甘油三酯2.62 mmol/L。

■ 初步诊断

胆总管结石伴胆管扩张　胆囊结石伴胆囊炎

评估患者病情后，行ERCP联合eyeMAX洞察成像系统诊治。术前完善EUS示：胆总管结石，胆囊结石，胆囊炎（图1、图2）。

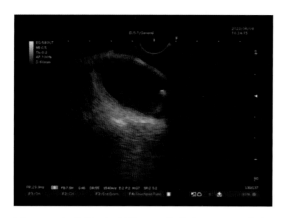

图 1 胆囊壁呈双层结构，胆囊腔内可见强回声光团，后伴声影

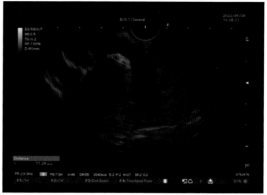

图 2 胆总管可见巨大强回声光团，后伴声影，直径约 11.28 mm

■ eyeMAX 洞察所见

胆总管内见巨大结石（图 3），予以液电碎石，应用网篮将结石取出。在导丝引导下 eyeMAX 洞察导管进入胆囊内，观察胆囊壁及胆囊腔内结石（图 4－图 7）。

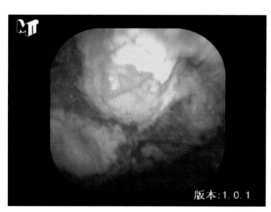

图 3 胆总管内见巨大结石

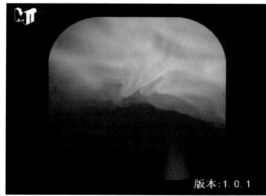

图 4 eyeMAX 洞察导管进入胆囊腔内

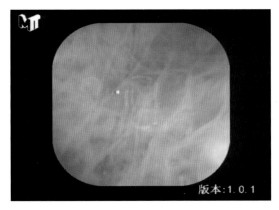

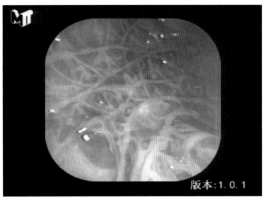

图 5　eyeMAX 洞察导管进入胆囊腔内，可见胆囊壁呈网格样改变

图 6　eyeMAX 洞察导管进入胆囊腔内，可见胆囊壁呈网格样改变

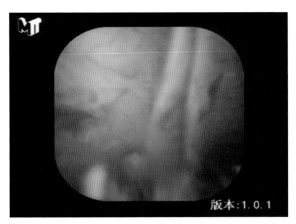

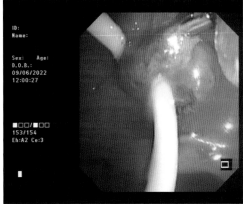

图 7　eyeMAX 洞察导管进入胆囊腔内，可见胆囊结石

图 8　胆总管内置入双猪尾支架

■ 诊断

胆总管结石　胆囊泥沙样结石　胆囊炎

■ 结果

应用甲硝唑生理盐水反复灌洗胆囊，将胆囊内泥沙样结石灌洗冲出，充分观察胆囊壁无息肉样病变等。于胆总管内留置导丝，在导丝引导下置入双猪尾支架（图 8）。

■ 操作技巧

该病例胆囊颈部直径尚可通过 eyeMAX 洞察导管，通过导丝引导，调整导管螺旋直视顺利进入胆囊，胆囊颈部未予过多处理。

■ 视频

病例 3：胆总管结石，胆囊泥沙样结石，胆囊炎

■ 病史摘要

患者，男性，84 岁，主因"右上腹疼痛 12 小时"来院。

现病史：该患者于 12 小时前无明显诱因出现右上腹疼痛，呈持续性绞痛，无明显放射痛，伴腹胀，伴反酸、烧灼感，无恶心、呕吐，无头晕、乏力，无发热及寒战，无胸闷、气短及心前区不适，就诊于外院，行上腹部 CT 平扫，提示胆总管末端结石、胆总管扩张、胆囊炎、胆囊结石，未予特殊治疗。患者今为求进一步诊治来我院就诊，急诊以"腹痛待查，胆总管结石"收入院。病程中患者食欲差，无头晕、头痛，无咳嗽、咳痰，小便色黄，未排大便。

既往史：4 年前主动脉夹层，保守治疗好转出院。甲型肝炎病史 40 年。甲亢病史 50 年。

查体：急性病容，腹软，皮肤及巩膜黄染，中上腹及右上腹压痛。

■ 辅助检查

腹部 CT：胆总管末端结石，胆总管扩张，胆囊炎，胆囊结石。

血常规：白细胞 22.1×10^9/L，中性粒细胞百分比 95.8%，中性粒细胞绝对值 21.17×10^9/L，血红蛋白含量 117g/L。

降钙素原：50.4 ng/mL。

肝功能：丙氨酸氨基转移酶 92.2 U/L，天门冬氨酸氨基转移酶 165.6 U/L，总胆红素 89.4 μmol/L，直接胆红素 71.3 μmol/L，间接胆红素 18.1 μmol/L，谷氨酰胺转肽酶 138 U/L，碱性磷酸酶 237.2 U/L。

■ 初步诊断

胆总管结石　胆囊泥沙样结石

评估患者病情后，行 ERCP 联合 eyeMAX 洞察成像系统诊治。

■ **eyeMAX 洞察所见**

胆总管内可见结石（图1），通过取石网篮取出结石，洞察导管进入胆囊内，充分观察胆囊壁结构，应用甲硝唑生理盐水冲洗胆囊，可见泥沙样结石（图2）及胆囊壁溃疡（图3-图6），在导丝引导下于胆管内置入双猪尾支架。

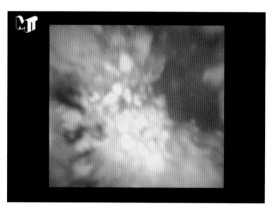

图1 胆总管内可见结石

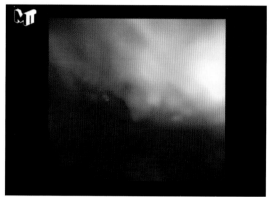

图2 eyeMAX 洞察导管进入胆囊，可见泥沙样结石，应用甲硝唑生理盐水反复灌洗

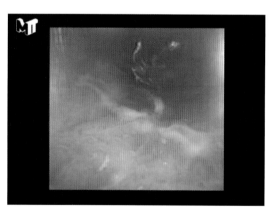

图3 eyeMAX 洞察导管可见胆囊壁溃疡

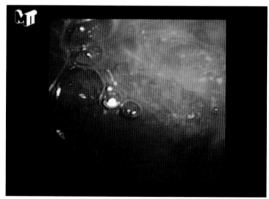

图4 胆囊底部可见白色片状溃疡

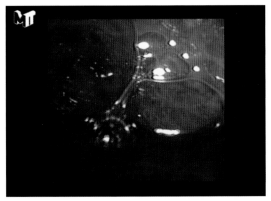
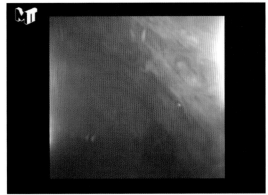

图 5　胆囊壁呈网格状结构，囊壁充血，可见溃疡　　图 6　eyeMAX 洞察导管充分观察胆囊病变

■ 诊断

胆总管结石　胆囊泥沙样结石　胆囊炎

■ 结果

将胆总管泥沙样结石取出，将胆囊内泥沙样结石灌洗冲出，充分观察胆囊壁排除早期病变，于胆管内留置支架引流。

■ 操作技巧

该病例通过 eyeMAX 洞察成像系统直视诊断为胆囊壁多发溃疡，胆囊炎症较重，给临床提供了进一步诊疗思路。

■ 视频

病例 4：胆总管结石，胆囊泥沙样结石，胆固醇性息肉

■ 病史摘要

患者，女性，67 岁，主因"间断性上腹疼痛 1 周，加重 3 天"来院。

现病史：该患者于 1 周前无明显诱因出现上腹疼痛，呈间断性钝痛，无后背放射痛，无发热、寒战，无恶心、呕吐，无胸闷气短，未在意。近 3 天上述症状加重，疼痛较前频繁，现为求进一步诊治而来我院，门诊以"腹痛待查"收入院。患者本次发病过程中偶有咳嗽，无咳痰，无头晕、头痛，饮食、睡眠不佳，近期体重无明显下降。

既往史：阑尾炎切除史 40 余年，因"胆总管结石"行 ERCP 治疗史 3 年。

入院查体：腹部平坦，腹软，未见胃肠型及蠕动波，右上腹压痛。

■ 辅助检查

血常规 +CRP、肝功能未见明显异常。

■ 初步诊断

胆总管结石

评估患者病情后，行 ERCP 联合 eyeMAX 洞察成像系统诊治。术前完善 EUS 示：胆总管结石（图 1、图 2）。

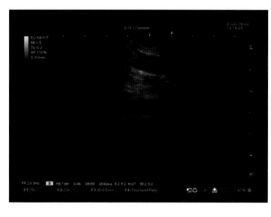
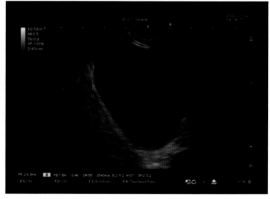

图 1 胆总管可见强回声光团，后伴声影　　图 2 胆囊体积饱满，腔内可见少量絮状强回声

■ eyeMAX 洞察所见

可见胆总管结石，应用网篮将结石取出，通过导丝引导到达胆囊颈（图3-图5），洞察导管进入胆囊内，充分观察胆囊壁结构，应用甲硝唑生理盐水冲洗胆囊，可见泥沙样结石及胆固醇性息肉（图6-图8）。

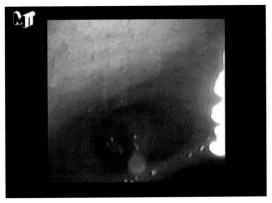

图 3 eyeMAX 洞察导管可见胆囊管开口

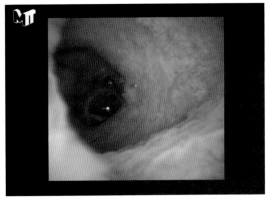

图 4 eyeMAX 洞察导管进入胆囊颈部，可见胆囊颈部螺旋状结构

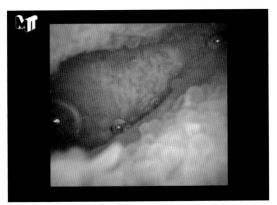

图 5 eyeMAX 洞察导管进入胆囊颈部最后一个螺旋瓣

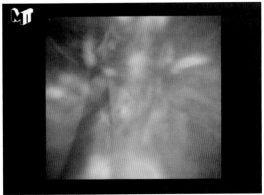

图 6 eyeMAX 洞察导管沿着导丝进入胆囊腔内，可见泥沙样结石

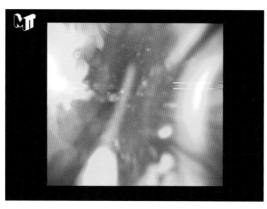

图 7　胆囊壁可见胆固醇性息肉

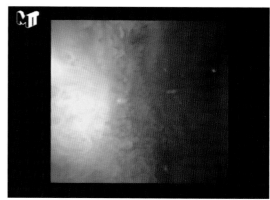

图 8　胆囊壁可见绒毛状结构

■ 诊断

胆总管结石　　胆囊泥沙样结石　　胆固醇性息肉

■ 结果

应用甲硝唑生理盐水反复灌洗胆囊，将胆囊内泥沙样结石灌洗冲出，胆囊壁可见多发胆固醇息肉。

■ 操作技巧

该病例通过导丝引导进入胆囊颈部、胆囊，应用甲硝唑生理盐水反复灌洗，可以清晰观察到胆囊壁胆固醇性息肉，这是术前 EUS 所未诊断的。

■ 视频

病例5：胆总管结石，胆囊泥沙样结石

■ 病史摘要

患者，女性，76岁，主因"间断性上腹痛半年，加重1周"来院。

现病史：该患者于半年前无明确诱因开始出现上腹疼痛，呈间断性隐痛，无放射痛，于进食辛辣刺激、硬性食物后加重，与改变体位无关，无腹胀，伴反酸、烧灼感、嗳气，伴恶心、呕吐，近1周上述症状明显加重，就诊于当地医院，行消化系彩超提示胆总管结石、胆囊结石、胆囊炎，肝功能异常，故来我院门诊就诊，门诊以"胆总管结石"收入院。病程中患者食欲缺乏，偶有胸闷、气短及心前区不适，无咳嗽、咳痰，无发热、寒战，排黄色尿，量正常，睡眠尚可，近半年体重无明显减轻。

既往史：结肠恶性肿瘤术后20年。

入院查体：腹部无膨隆，可见手术瘢痕，全腹软，中上腹压痛。

■ 辅助检查

降钙素原：0.12 ng/mL。

肝功能：丙氨酸氨基转移酶130.6 U/L，天门冬氨酸氨基转移酶56.4 U/L，直接胆红素9.0 μmol/L，谷氨酰胺转肽酶379 U/L，碱性磷酸酶151.7 U/L。

■ 初步诊断

胆总管结石　胆囊结石

评估患者病情后，行ERCP联合eyeMAX洞察成像系统诊治。术前完善EUS示：胆总管结石，胆囊结石（图1、图2）。

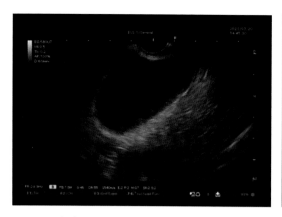

图 1 胆囊壁毛糙

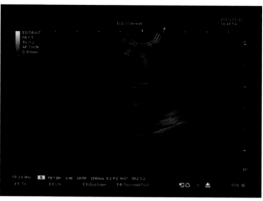

图 2 胆总管腔内可见强回声光团，后伴声影

■ eyeMAX 洞察所见

常规 ERCP 取石后，eyeMAX 洞察导管通过导丝引导到达胆囊颈部（图 3、图 4），洞察导管进入胆囊内，充分观察胆囊壁结构，应用甲硝唑生理盐水冲洗胆囊，可见泥沙样结石（图 5、图 6）。

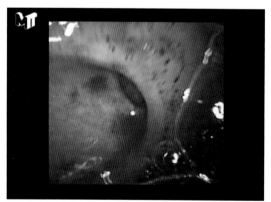

图 3 eyeMAX 洞察导管通过导丝引导达胆囊颈部

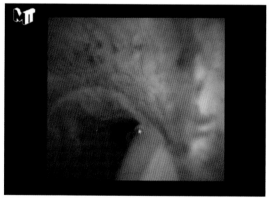

图 4 eyeMAX 洞察导管沿着导丝逐步进入胆囊颈部

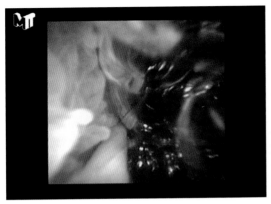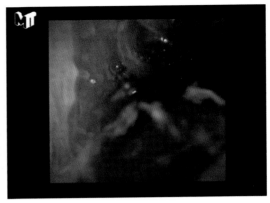

图 5　eyeMAX 在导丝引导下顺利进入胆囊，可见胆囊壁网格状黏膜

图 6　应用甲硝唑生理盐水冲洗后观察胆囊壁，可见胆囊腔内少量泥沙样结石

■ **诊断**

胆总管结石　胆囊泥沙样结石

■ **结果**

应用甲硝唑生理盐水反复灌洗胆囊，将胆囊内泥沙样结石灌洗冲出，充分观察胆囊壁无息肉样病变等。在导丝引导下于胆总管内置入支架。

■ **操作技巧**

该病例因胆总管结石导致继发性胆囊炎，遂胆囊颈部扩张，eyeMAX 洞察导管可在导丝引导下顺利进入胆囊腔内，未予胆囊颈部过多处理。

■ **视频**

病例 6：胆总管结石，胆囊炎，胆囊泥沙样结石

■ 病史摘要

患者，男性，81 岁，主因"间断中上腹胀痛 5 天"入院。

现病史：患者于 5 天前无明显诱因出现中上腹疼痛，呈间断性胀痛，疼痛可放射至肩背部，伴恶心，无呕吐，伴反酸、胃灼热，无发热、寒战。患者于外院就诊行腹部 MR 检查：胆囊炎伴胆囊壁水肿，胆囊管迂曲冗长，于胰头水平汇入肝总管后壁，胆总管下端结石伴低位胆系梗阻；消化系彩超：肝内外胆管扩张，胆囊内絮状回声；诊断为"胆总管结石，胆管炎，胆囊炎"。患者为求进一步诊治来我院收入我科。自发病以来患者食欲、睡眠差，有排气、排便，体重无明显变化。

既往史：自诉既往体健。

查体：全身皮肤、黏膜及巩膜无黄染，全腹软，中上腹部压痛，无反跳痛及肌紧张。

■ 辅助检查

血常规 +CRP：白细胞计数 2.9×10^9 /L，中性粒细胞百分比 49.5%，超敏 C 反应蛋白 3.94 mg /L。

肝功能：丙氨酸氨基转移酶 88.4 U /L，天门冬氨酸氨基转移酶 27.6 U /L，总胆红素 15.8 μmol /L，直接胆红素 9.1 μmol /L。

余化验检查未见明显异常。

■ 初步诊断

胆总管结石　胆管炎　胆囊炎

排除禁忌后，行 ERCP。术前完善 EUS 示：胆总管腔内可见强回声光团，后伴声影，胆总管末端略增厚；胆囊体积增大，腔内可见絮状强回声光团（图 1）。

为明确胆总管、胆囊内情况，常规 ERCP 取石后插入 eyeMAX 洞察成像系统。

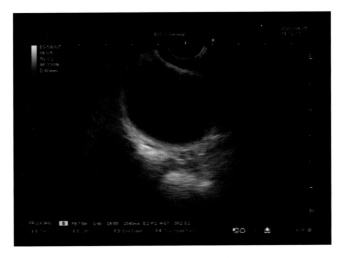

图 1 胆囊体积增大，腔内可见絮状强回声光团

■ eyeMAX 洞察所见

经过胆囊颈部进入胆囊，胆囊内可见泥沙样结石，应用甲硝唑盐水冲洗胆囊（图 2、图 3）。留置导丝于胆囊内（图 4），并于 X 线监视下留置剪断的 14 cm 鼻胆管于胆囊内充当支架。

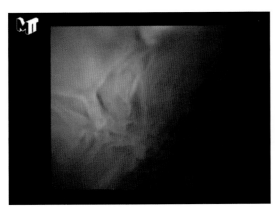

图 2 胆囊内壁呈网格状结构

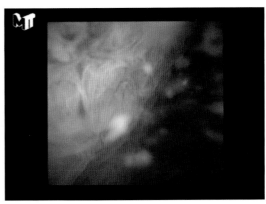

图 3 胆囊内壁呈网格状结构，内可见泥沙样结石

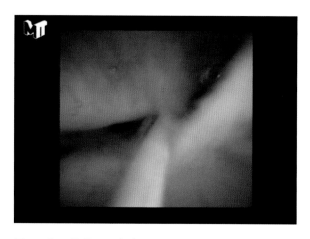

图 4　留置导丝于胆囊内

■ 诊断

胆总管结石　胆囊炎　胆囊泥沙样结石

■ 结果

ERCP 联合 eyeMAX 洞察成像系统检查 + 胆道结石取石术 + 胆囊灌洗术 + 胆囊支架置入术。

■ 复查

患者于 3 个月后行 ERCP+eyeMAX 洞察胆道镜复查。术前完善 EUS 示：胆总管内可见条状强回声（考虑支架）；胆囊腔内可见强回声光团，后伴声影。拔除支架后，导丝引导下插入 eyeMAX 洞察导管，经过胆囊颈部进入胆囊（图 5），应用甲硝唑盐水冲洗胆囊，胆囊内可见块状结石（图 6）。

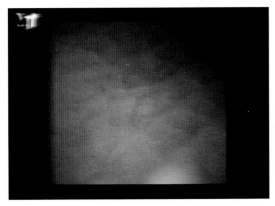

图 5　胆囊内壁

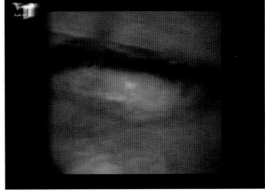

图 6　胆囊内可见块状结石

■ 诊断

胆囊结石

■ 视频

病例 7：胆总管结石，胆囊泥沙样结石

■ **病史摘要**

患者，男性，34 岁，主因"间断性上腹痛 1 周"来院。

现病史：该患者于 1 周前无明显诱因出现上腹部疼痛，呈间断性隐痛，无放射痛，于进食辛辣刺激、硬性食物后加重，与改变体位无关，无腹胀，伴反酸、烧灼感、嗳气，无恶心、呕吐，平素排便不成形，每日 2～3 次，无黑便及血便，自行口服药物（具体不详），症状不缓解，就诊我院门诊，行肝功检查提示异常，故门诊以"肝损害"收入我科。病程中患者食欲不振，无胸闷、气短及心前区不适，无咳嗽、咳痰，无发热、寒战，尿色淡黄，尿量正常，睡眠尚可，近半年体重无明显减轻。

既往史：体健。

查体：皮肤、巩膜黄染，全腹软，中上腹及下腹压痛。

■ **辅助检查**

消化系彩超：胆总管结石，肝内胆管扩张，胆囊增大。

血常规：白细胞计数 $6.7×10^9$/L，中性粒细胞百分比 82.9%，淋巴细胞百分比 11.6%。

肝功能：丙氨酸氨基转移酶 386.6 U/L，天门冬氨酸氨基转移酶 314.4 U/L，总胆红素 74.8 μmol/L，直接胆红素 44.5 μmol/L，间接胆红素 16.6 μmol/L，谷氨酰胺转肽酶 375 U/L，碱性磷酸酶 141.9 U/L。

■ **初步诊断**

胆总管结石

评估患者病情后，行 ERCP 联合 eyeMAX 洞察成像系统诊治。术前完善 EUS 示：胆总管结石，胆囊结石（图 1、图 2）。

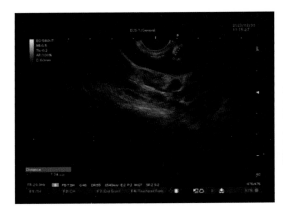
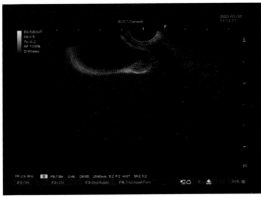

图 1　胆总管腔内可见强回声光团，后伴声影　　　　图 2　胆囊体积增大，可见絮状回声

■ eyeMAX 洞察所见

常规 ERCP 取石后，eyeMAX 洞察导管通过导丝引导，到达胆囊颈（图3-图5），洞察导管进入胆囊内，充分观察胆囊壁结构，应用甲硝唑生理盐水冲洗胆囊，可见黄褐色结石及泥沙样结石（图6、图7）。

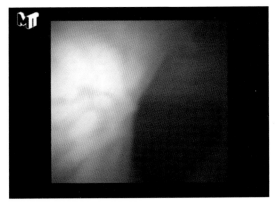
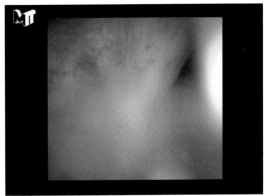

图 3　eyeMAX 洞察导管进入胆囊颈部　　　　图 4　胆囊颈部走形迂曲，应用导丝引导

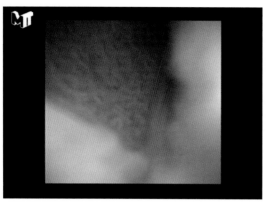

图5　eyeMAX 成像导管进入胆囊颈部最后一个螺旋瓣

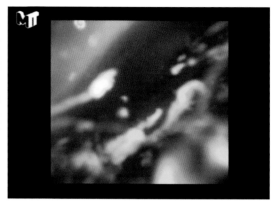

图6　eyeMAX 洞察导管进入胆囊，可见泥沙样结石

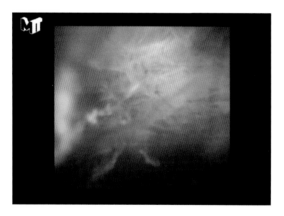

图7　应用甲硝唑生理盐水灌洗后观察胆囊壁

■ 诊断

胆总管结石　胆囊泥沙样结石

■ 结果

应用甲硝唑生理盐水反复灌洗胆囊，将胆囊内泥沙样结石灌洗冲出，充分观察胆囊壁无息肉样病变等。于胆管内置入支架引流。

■ 操作技巧

该病例虽胆囊颈部走形迂曲，但在导丝引导下 eyeMAX 洞察导管（9Fr）可以进入胆囊腔内，且胆囊腔内可见泥沙样结石，通过灌洗将结石取出，未予胆囊颈部过多处理。

■ 复查视频（3个月后）

病例 8：胆总管结石，胆囊泥沙样结石

■ 病史摘要

患者，男性，60 岁，主因"持续性上腹疼痛 1 天"来院。

现病史：该患者于 1 天前无明显诱因出现上腹部疼痛，以右上腹为主，呈持续性绞痛，无后背部放射痛，伴腹胀、恶心、呕吐，呕吐物为胃内容物，伴腹胀、反酸、嗳气，排气减少，近 2 天未排便，今为求进一步诊治，来我院急诊科就诊，经急诊以"腹痛待查"收入院。病程中患者无发热，无咳嗽、咳痰，偶有心前区不适，睡眠欠佳，排尿正常，近期体重未见明显减轻。

既往史：高血压病史 8 年，血压最高达 140/100 mmHg。2 周前脑梗病史，口服阿司匹林、氯吡格雷。

查体：一般状态欠佳，巩膜轻度黄染，右上腹压痛阳性。

■ 辅助检查

消化系彩超：肝弥漫性改变，胆囊增大，胆囊炎改变，胆囊结石，肝内、外胆管扩张，胆总管回声，待除外结石，胰头低回声。

血常规：白细胞计数 19.3×10^9 /L，中性粒细胞百分比 90.0%，淋巴细胞百分比 6.8%，中性粒细胞绝对值 17.77×10^9 /L，超敏 C 反应蛋白 198.81 ng /L。

肝功能：丙氨酸氨基转移酶 97.1 U /L，天门冬氨酸氨基转移酶 71.8 U /L，总胆红素 102.6 μmol /L，直接胆红素 80.6 μmol /L，间接胆红素 16.6 μmol /L，谷氨酰胺转肽酶 1 100 U /L，碱性磷酸酶 518.1 U /L，胆碱酯酶 4 584 U /L。

■ 初步诊断

胆总管结石　胆囊结石

评估患者病情后，行 ERCP 联合 eyeMAX 洞察成像系统诊治。术前完善 EUS 示：胆总管结石，胆囊炎，胆囊结石（图 1）。

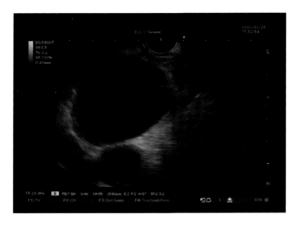

图 1　胆囊体积增大，壁毛糙，底部可见絮状强回声

■ eyeMAX 洞察所见

ERCP 常规取石后，eyeMAX 洞察导管通过导丝引导到达胆囊颈部（图 2、图 3），洞察导管进入胆囊内，充分观察胆囊壁结构，应用甲硝唑生理盐水冲洗胆囊，可见泥沙样结石（图 4- 图 6）。

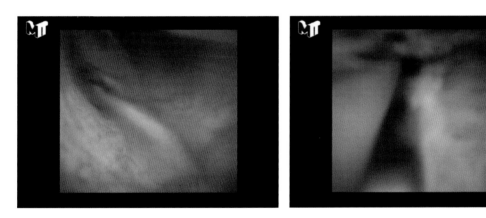

图 2　eyeMAX 洞察导管可见胆囊管开口有白色脓液流出

图 3　eyeMAX 洞察导管沿着导丝进入胆囊颈部

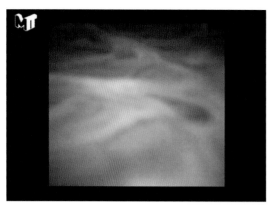

图 4 进入胆囊，可见胆囊壁血管走形

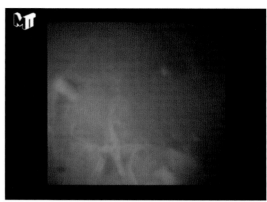

图 5 胆囊内见泥沙样结石

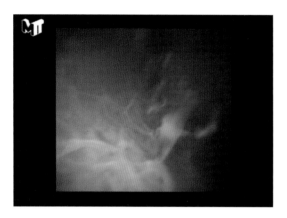

图 6 应用甲硝唑生理盐水灌洗

■ 诊断

胆总管结石 胆囊泥沙样结石

■ 结果

应用甲硝唑生理盐水反复灌洗胆囊，将胆囊内泥沙样结石灌洗冲出，充分观察胆囊壁无息肉样病变等。于胆总管内留置双猪尾支架。

■ 操作技巧

该病例胆囊颈部直径尚可通过 eyeMAX 洞察导管，通过导丝引导，调整导管螺旋直视顺利进入胆囊，胆囊颈部未予过多处理。

■ 复查视频（5个月后）

病例 9：胆总管结石，胆管炎，胆囊泥沙样结石

■ 病史摘要

患者，女性，69 岁，主因"间断性上腹部疼痛 1 个月，加重 3 天"入院。

现病史：患者于 1 个月前无明显诱因出现上腹部疼痛，为间断性，与体位变化、饮食无关，伴腹胀，无恶心、呕吐，无反酸、胃灼热，伴排便不成形，无黏液脓血便。患者半个月前于我院门诊行胃镜检查提示食管炎，慢性萎缩性胃炎伴糜烂，十二指肠球炎；消化系彩超提示肝弥漫性改变（考虑轻度脂肪肝），胆总管上段内径稍增宽（请结合临床）。患者 3 天前上述症状加重，现为求进一步诊治收入我科。

既往史：冠心病、胆囊炎病史。

查体：全身皮肤、黏膜及巩膜未见黄染，全腹软，上腹部压痛，无反跳痛及肌紧张。

■ 辅助检查

MRCP：胆总管下段多发结石，继发肝内外胆管扩张，考虑左肾囊性病变。

血常规 +CRP：白细胞计数 10.5×10^9/L，中性粒细胞百分比 80.2%。

肝功能：丙氨酸氨基转移酶 12.8 U/L，天门冬氨酸氨基转移酶 9.8 U/L，总胆红素 6.6 μmol/L，直接胆红素 1.8 μmol/L。

血脂：总胆固醇 8.62 mmol/L，甘油三酯 3.45 mmol/L。

其余肿瘤三项、离子全项、尿常规检测未见明显异常。

■ 初步诊断

胆总管结石　胆管炎

排除禁忌后，行 ERCP。术前完善 EUS 示：胆总管腔内可见强回声光团，后伴声影；胆囊体积增大，可见絮状强回声（图 1）。

常规 ERCP 取石后，插入 eyeMAX 洞察成像系统。

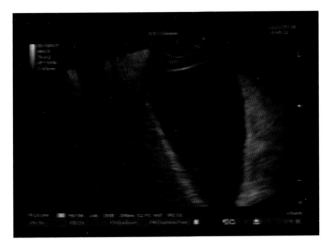

图1 胆囊体积增大，腔内可见絮状强回声

■ eyeMAX 洞察成像系统所见

eyeMAX 洞察导管经过胆囊颈部进入胆囊，胆囊内可见泥沙样结石，应用甲硝唑生理盐水冲洗胆囊。留置导丝于胆管内，X 线监视下置入双猪尾支架（图2-图5）。

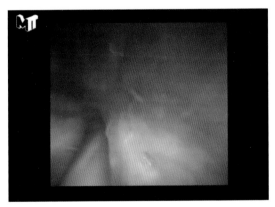

图2 沿着导丝插入 eyeMAX 洞察导管

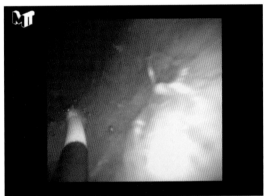

图3 胆囊内可见少量泥沙样结石

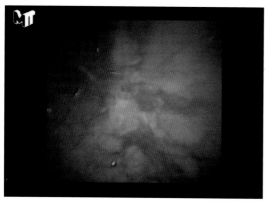

图 4　胆囊壁血管走形

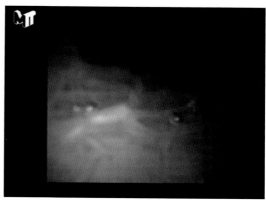

图 5　胆囊壁呈网格状结石

■ **诊断**

胆总管结石　胆管炎　胆囊泥沙样结石

■ **结果**

ERCP 联合 eyeMAX 洞察成像系统检查 + 胆道结石液电碎石术 + 胆道结石取石术 + 胆囊灌洗术 + 胆道支架置入术。

■ **视频**

■ **复查**

患者于 2 个月后复查，拔除支架后，再次插入 eyeMAX 洞察胆道镜，未见结石残留，进入胆囊，应用甲硝唑生理盐水冲洗胆囊（图 6- 图 9）。

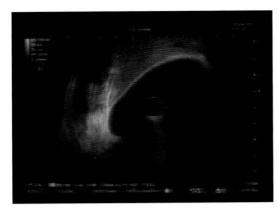

图6 超声内镜复查胆囊内壁光滑，未见明显异常

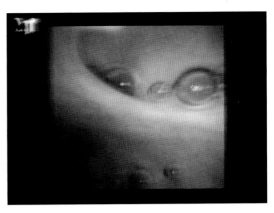

图7 胆囊管开口

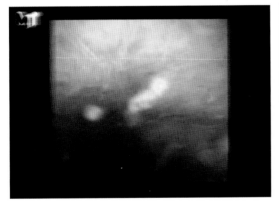

图8 胆囊腔内可见少量絮状物

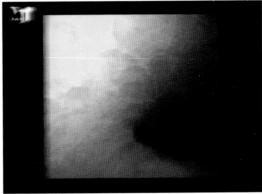

图9 胆囊壁网格状结构，胆囊壁炎症较2个月前明显好转

病例 10：胆总管结石，胆囊炎，胆囊泥沙样结石

■ 病史摘要

患者，女性，88 岁，主因"间断腹部疼痛 10 天"入院。

现病史：患者于 10 天前无明显诱因出现腹部疼痛，呈间断性胀痛，进食后加重，无放射痛，无恶心、呕吐，无反酸、胃灼热，伴腹泻，3 ~ 4 次 / 天，无黏液脓血便，自行应用"青霉素"静脉滴注治疗后未见明显缓解，现为求进一步诊治收入我科。

既往史：胆囊炎、胆囊结石、肝内胆管结石病史 12 年。

查体：全身皮肤、黏膜及巩膜无黄染，全腹软，左腹部压痛，无反跳痛及肌紧张。

■ 辅助检查

腹部 CT：考虑肝囊肿，胆囊管、肝左叶肝内胆管、肝总管、胆总管内多发结石，继发肝内外胆管扩张，左侧肾上腺饱满，左侧附件区囊性灶，腹主动脉硬化。

血常规 +CRP：白细胞计数 8.9×10^9 /L，中性粒细胞百分比 66.8%，超敏 C 反应蛋白 1.1 mg /L。

淀粉酶：126.7 U /L。

降钙素原：0.03 ng / mL。

肝功能：丙氨酸氨基转移酶 16.6 U /L，天门冬氨酸氨基转移酶 21.7 U /L，总胆红素 10.2 μmol /L，直接胆红素 3.3 μmol /L。

余化验检查未见明显异常。

■ 初步诊断

胆总管结石　胆囊炎　胆囊结石

排除禁忌后，行 ERCP。常规 ERCP 胆总管取石后插入 eyeMAX 洞察成像系统。

■ eyeMAX 洞察所见

eyeMAX 导管应用球囊扩张胆囊颈部，直视进入胆囊，胆囊内可见泥沙样结石，应用甲硝唑生理盐水冲洗胆囊（图 1- 图 4）。留置导丝于胆囊内，并于 X 线监视下留置鼻胆管于胆囊内。

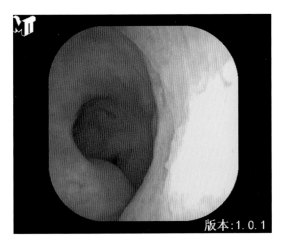

图 1　胆囊颈部螺旋瓣结构

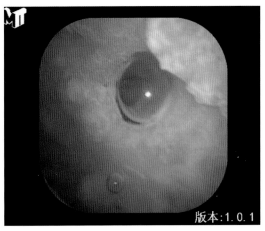

图 2　eyeMAX 洞察导管直视胆囊颈部结构

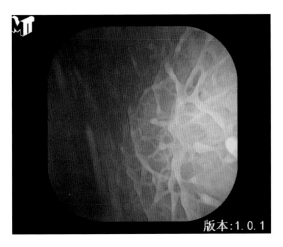

图 3　胆囊壁网格状结构

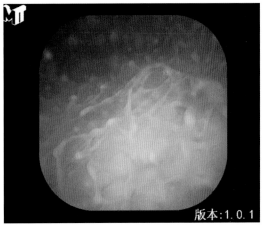

图 4　胆囊内壁呈网格状结构，胆囊内可见泥沙样结石

■　诊断

胆总管结石　胆囊炎　胆囊泥沙样结石

■ 结果

ERCP 联合 eyeMAX 洞察成像系统检查 + 胆道结石取石术 + 胆囊灌洗术 + 鼻胆管引流术。

■ 操作技巧

该病例是通过球囊扩张胆囊颈部后将 eyeMAX 洞察导管插入胆囊腔内，该球囊为 8 mm-9 mm-10 mm 三级扩张球囊（进行间歇性扩张）。

■ 视频

病例 11：胆总管结石，胆囊炎，胆囊泥沙样结石

■ 病史摘要

患者，男性，55 岁，主因"皮肤、巩膜黄染伴腹痛 1 周"入院。

现病史：患者于 1 周前无明显诱因出现皮肤及巩膜黄染，呈进行性加重，伴皮肤瘙痒，尿色加深，呈深茶色，间断出现上腹部疼痛，伴腹胀，无腰背部放射性疼痛，伴食欲缺乏，伴恶心，无呕吐，无反酸、胃灼热，伴发热，具体体温不详，无畏冷、寒战。患者就诊于外院，查 MRCP 提示胆囊结石伴胆囊炎改变，胆总管下段结石伴以上胆管略增宽，请结合临床；诊断为"胆囊结石，胆囊炎，胆总管结石"。患者现为求进一步诊治入我院治疗。

既往史：胆囊结石、胆囊炎病史半年，高血压病史。

查体：全身皮肤、黏膜及巩膜黄染，全腹软，上腹部压痛，无反跳痛及肌紧张。

■ 辅助检查

血常规 +CRP：白细胞计数 13.2×10^9/L，中性粒细胞百分比 89.3%，超敏 C 反应蛋白 124.28 mg /L。

淀粉酶：694 U /L。

降钙素原：2.25 ng / mL。

术前八项、心肌损害三项、凝血功能、离子全项检测等未见明显异常。

■ 初步诊断

胆总管结石　胆囊炎　胆囊结石　急性胰腺炎

排除禁忌后，行 ERCP。术前完善 EUS 示：胆总管腔内可见强回声光团，后伴声影；胆囊体积增大，腔内可见大量絮状强回声光团（图 1）。

为明确胆总管、胆囊内情况，常规 ERCP 取石后插入 eyeMAX 洞察成像导管。

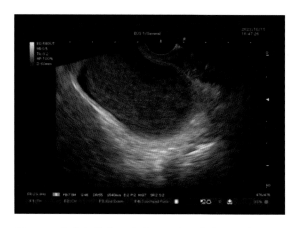

图 1　胆囊体积增大，腔内可见大量絮状强回声光团

■ eyeMAX 洞察所见

胆囊内可见黑色泥沙样结石，应用甲硝唑生理盐水冲洗胆囊。观察胆囊内壁结构（图2、图3），胆囊内可见大量泥沙样结石（图4），留置导丝于胆囊内，并于 X 线监视下留置剪断的 14 cm 鼻胆管于胆囊内。

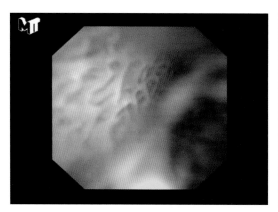

图 2　胆囊内壁可见网格状结构

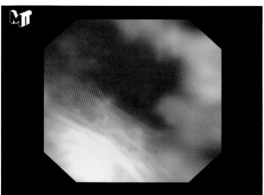

图 3　胆囊内壁可见网格状结构

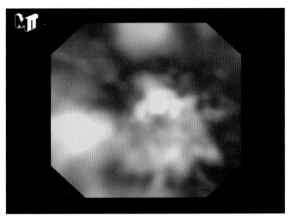

图 4　胆囊内可见大量泥沙样结石

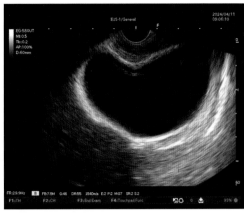

图 5　胆囊体积不大，腔内未见明显絮状强回声光团

■ 诊断

胆总管结石　胆囊炎　胆囊泥沙样结石

■ 结果

ERCP 联合 eyeMAX 洞察成像系统检查 + 胆道结石取石术 + 胆囊灌洗术 + 鼻胆管引流术。

■ 视频

■ 复查

6 个月后行超声内镜复查，胆囊体积不大，腔内未见明显絮状强回声光团（图 5）。

病例 12：胆总管结石，胆囊泥沙样结石

■ **病史摘要**

患者，女性，27 岁，主因"腹痛伴恶心、呕吐 1 周"来院。

现病史：该患者于 1 周前无明显诱因出现腹痛，性质为钝痛，呈持续性，以中上腹部为主，无腰背部放射痛，疼痛多在进食油腻及饱餐后明显加重，伴恶心、呕吐，呕吐物为胃内容物，伴食欲下降，无寒战、发热，于当地医院静脉滴注抗生素（具体不详）治疗后症状无明显缓解，行消化系彩超提示胆总管结石、胆总管扩张、胆囊结石伴胆囊炎。患者为求进一步诊治来我院就诊，急诊以"胆总管结石"收入我科。病程中患者一般状态尚可，饮食差，无心悸、气短，无心前区不适，睡眠可，小便色深黄，大便正常，近期体重无明显变化。

既往史：癫痫病史 10 年，平时口服"奥卡西平"。
查体：腹部膨隆，全腹软，中上腹压痛。

■ **辅助检查**

消化系彩超：肝外胆管结石、扩张，胆总管扩张，肝内胆管扩张，胆囊炎改变，胆囊结石。
肝功能：丙氨酸氨基转移酶 254.8 U/L，天门冬氨酸氨基转移酶 99.7 U/L，直接胆红素 11.2 μmol/L，谷氨酰胺转肽酶 834 U/L，碱性磷酸酶 193.3 U/L。

■ **初步诊断**

胆总管结石　胆囊结石

评估患者病情后，行 ERCP 联合 eyeMAX 洞察成像系统诊治。术前完善 EUS 示：胆总管结石，胆囊结石。

■ **eyeMAX 洞察所见**

常规 ERCP 胆总管取石后，eyeMAX 洞察导管通过导丝引导至胆囊颈部，洞察导管进入胆囊内，充分观察胆囊壁结构，应用甲硝唑生理盐水冲洗胆囊，可见泥沙样结石，在导丝引导下置入鼻胆管（图 1- 图 5 ）。

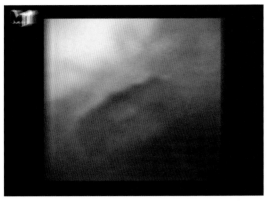

图 1 eyeMAX 洞察导管可见胆囊管开口

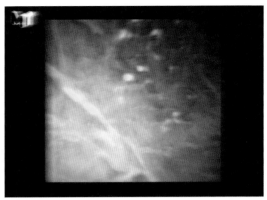

图 2 eyeMAX 洞察导管进入胆囊,可见胆囊壁胆固醇结晶

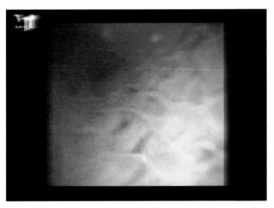

图 3 应用甲硝唑生理盐水反复灌洗,可见胆囊壁间结石

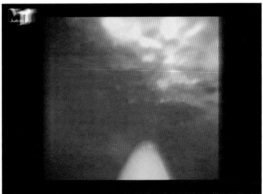

图 4 eyeMAX 洞察导管环扫整个胆囊腔,可见泥沙样结石

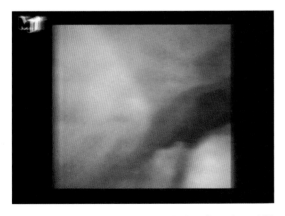

图 5 胆囊内可见结石,充分灌洗取出胆囊泥沙样结石

■ 诊断

胆总管结石　胆囊泥沙样结石

■ 结果

应用甲硝唑生理盐水反复灌洗胆囊，将胆囊内泥沙样结石灌洗冲出，充分观察胆囊壁无息肉样病变等。留置鼻胆管进行引流。

■ 操作技巧

该病例胆囊颈部直径尚可通过 eyeMAX 洞察导管，通过导丝引导，调整导管螺旋直视顺利进入胆囊，胆囊颈部未予过多处理。

■ 视频

病例 13：胆总管结石，胆囊泥沙样结石

■ **病史摘要**

患者，男性，53 岁，主因"持续性右上腹疼痛 5 天"来院。

现病史：该患者于 5 天前无明显诱因出现右上腹疼痛，呈闷痛，持续性发作，活动后及呼吸时疼痛加重，性质剧烈，难以忍受，伴发热，最高体温达 37.8℃，无寒战，伴恶心、呕吐，无反酸、胃灼热，自行口服"阿奇霉素、布洛芬"等药物治疗，体温逐渐下降至正常，腹痛逐渐加重。患者现为求进一步诊治来我院就诊，于急诊行肺 CT、全腹CT 检查，急诊医生以"腹痛原因待查"收入我科。患者自发病以来，阵发性胸闷、气短、呼吸困难、心悸，偶有咳嗽、咳痰，无胸痛，饮食及睡眠差，小便正常，大便量少，体重略下降。

既往史：多囊肝、多囊肾病史。高血压病史 10 余年。糖尿病病史半年。肾移植手术史 3 年。

查体：急性病容，右下腹可见术后瘢痕，右上腹压痛。

■ **辅助检查**

全腹 CT：多囊肝、多囊肾，右肾移植肾；胆囊结石，胆总管末端结石，继发胆管扩张；脾大；前列腺钙化；少量盆腔积液。

血常规：中性粒细胞百分比 86.8%，淋巴细胞百分比 5.5%，中性粒细胞绝对值6.42×10^9/L，超敏 C 反应蛋白 199.14 mg/L。

肝功能：丙氨酸氨基转移酶 66.5 U/L，天门冬氨酸氨基转移酶 41 U/L，总胆红素20.9 μmol/L，直接胆红素 14.1 μmol/L，谷氨酰胺转肽酶 155 U/L。

■ **初步诊断**

胆总管结石　胆囊结石

评估患者病情后，行 ERCP 联合 eyeMAX 洞察成像系统诊治。术前完善 EUS 示：胆总管结石，胆囊结石。

■ eyeMAX 洞察所见

常规 ERCP 取石后，eyeMAX 洞察导管在导丝引导下至胆囊颈部，洞察导管进入胆囊内，充分观察胆囊壁结构，应用甲硝唑生理盐水冲洗胆囊，可见泥沙样结石（图 1- 图 5）。

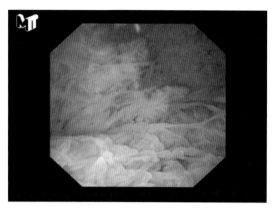

图 1　胆囊壁网格状结构

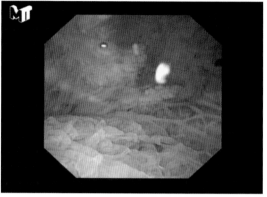

图 2　eyeMAX 洞察导管进入胆囊内观察见泥沙样结石

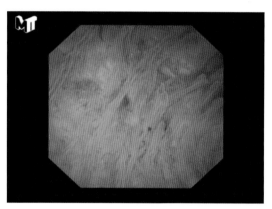

图 3　进入胆囊后充分观察胆囊壁，胆囊壁血管清晰可见

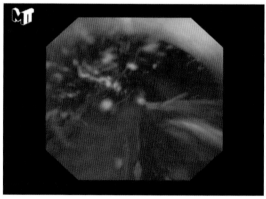

图 4　胆囊内可见泥沙样结石

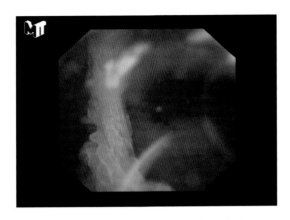

图 5　应用甲硝唑生理盐水冲洗后观察胆囊壁

■ **诊断**

胆总管结石　胆囊泥沙样结石

■ **结果**

应用甲硝唑生理盐水反复灌洗胆囊，将胆囊内泥沙样结石灌洗冲出，充分观察胆囊壁无息肉样病变等。于胆管内置入塑料支架引流。

■ **操作技巧**

该病例胆囊颈部直径尚可通过 eyeMAX 洞察导管，通过导丝引导，调整导管螺旋直视顺利进入胆囊，胆囊颈部未予过多处理。

■ **视频**

病例 14：胆总管结石，胆囊泥沙样结石，胆囊炎，肝内胆管结石

■ 病史摘要

患者，男性，40 岁，主因"间断性腹痛半个月，加重 2 天"入院。

现病史：患者于半个月前无明显诱因出现腹痛，中上腹痛，疼痛性质为闷痛，无放射性疼痛，伴恶心、呕吐，呕吐物为胃内容物，伴乏力、纳差，间断发热，未测体温，未予重视及治疗。2 天前患者上述症状加重，就诊于我院门诊，行腹部 CT 提示肝右叶肝内胆管、胆总管多发结石、肝内外胆管扩张、胆囊炎，诊断为"胆总管结石，胆囊炎"。患者现为求进一步诊治入我院治疗。

既往史：既往体健。

查体：全身皮肤、黏膜及巩膜无黄染，全腹软，中上腹剑突下压痛，无反跳痛及肌紧张。

■ 辅助检查

MRCP：肝右叶肝内胆管走行区、肝总管及胆总管多发结石，继发以上肝内外胆管扩张，胆囊炎。

血常规 +CRP：白细胞计数 15.6×10^9 /L，中性粒细胞百分比 80%，超敏 C 反应蛋白 53.74 mg /L。

降钙素原：0.28 ng / mL。

肝功能：天门冬氨酸氨基转移酶 42.1 U /L，总胆红素 22.3 μmol /L，直接胆红素 10.8 μmol /L。

余化验检查未见明显异常。

■ 初步诊断

胆总管结石　胆囊炎　肝内胆管结石

排除禁忌后，行 ERCP。术前完善 EUS 示：胆总管腔内可见强回声光团，后伴声影（图 1）；肝内胆管可见强回声光团，后伴声影。

为明确胆总管、胆囊内情况，常规 ERCP 取石后插入 eyeMAX 洞察成像导管。

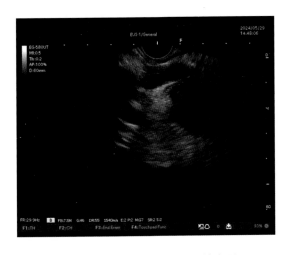

图 1　胆总管内可见强回声光团，后伴声影

■ eyeMAX 洞察所见

常规 ERCP 取石后，eyeMAX 成像导管经过胆囊颈部进入胆囊，胆囊内可见黑色泥沙样结石，应用甲硝唑生理盐水冲洗胆囊（图 2- 图 5）。留置导丝于胆管内，于 X 线监视下留置鼻胆管。

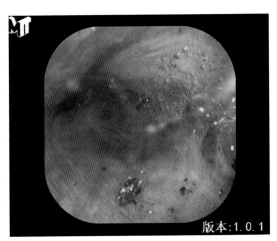

图 2　胆囊颈部

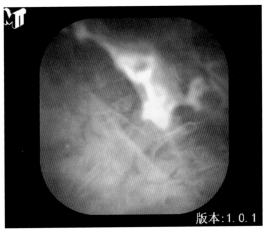

图 3　胆囊内壁呈网格状结构

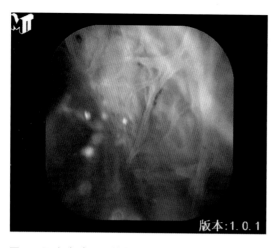

图 4　胆囊内壁呈网格状结构

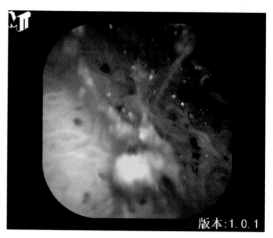

图 5　胆囊内可见黑色泥沙样结石

■ 诊断

胆总管结石　胆囊泥沙样结石　胆囊炎　肝内胆管结石

■ 结果

ERCP 联合 eyeMAX 洞察成像系统检查 + 胆道结石取石术 + 胆囊灌洗术 + 鼻胆管引流术。

■ 视频

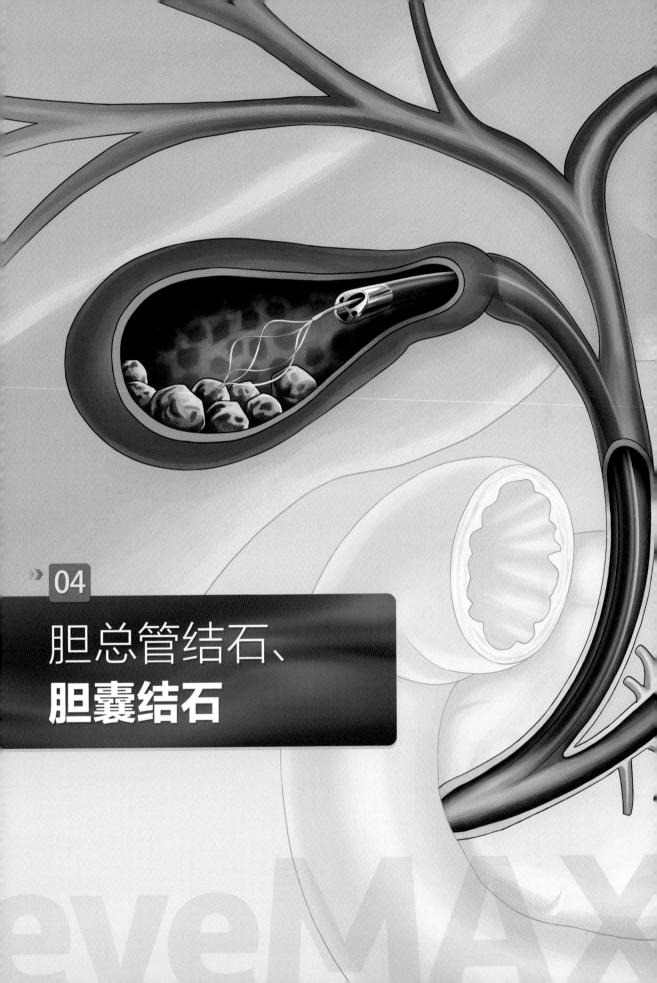

04

胆总管结石、
胆囊结石

病例 1：胆总管结石，胆囊结石，胆囊炎

■ 病史摘要

患者，女性，52 岁，主因"皮肤及巩膜黄染 1 个月"来院。

现病史：该患者于 1 个月前无明显诱因开始出现皮肤、巩膜黄染，尿色发黄，尿量正常，伴皮肤瘙痒，无腹胀，偶有腹痛、乏力，伴恶心、呕吐，伴厌油腻，无鼻衄及齿龈出血，未治疗，皮肤、巩膜黄染逐渐加重，今为求进一步诊治来我院就诊，经门诊以"黄疸待查"收入院。病程中患者无发热、寒战，有白陶土色便，饮食差，排便正常，近期体重减轻 5 kg。

既往史：体健，剖宫产手术史。

查体：一般状态欠佳，皮肤及巩膜黄染，腹部正中可见一长条约 8 cm 纵行手术瘢痕，上腹部触压不适。

■ 辅助检查

腹部 CT：胆囊内多发结石，胆总管下端结石，胆囊颈不规则，胆总管末端显示不清，肝内外胆管扩张，建议 MRI 胆道一站式检查；考虑肝囊肿；子宫征象，结合超声检查。

肝功能：丙氨酸氨基转移酶 219.2 U/L，天门冬氨酸氨基转移酶 225.8 U/L，总胆红素 117.4 µmol/L，直接胆红素 92.0 µmol/L，间接胆红素 25.4 µmol/L，谷氨酰胺转肽酶 229 U/L，碱性磷酸酶 422.8 U/L，胆碱酯酶 4991 U/L。

■ 初步诊断

胆总管结石　胆囊结石

评估患者病情后，行 ERCP 联合 eyeMAX 洞察成像系统诊治。术前完善 EUS 示：胆总管结石，胆囊结石，胆囊炎（图 1、图 2）。

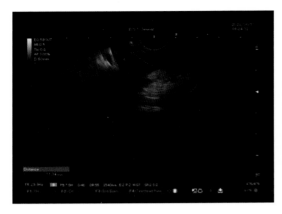

图 1 胆总管内见强回声光团，后伴声影

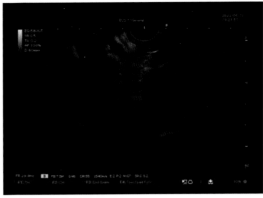

图 2 胆囊壁增厚，腔内见多枚强回声光团，后伴声影

■ eyeMAX 洞察所见

常规 ERCP 取出胆总管结石后 eyeMAX 洞察成像导管进入胆囊（图 3），观察胆囊壁及胆囊腔内结石（图 4、图 5），应用子母网篮进行取石（图 6-图 8），留置鼻胆管引流（图 9）。

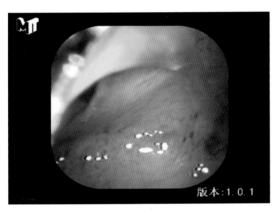

图 3 胆囊颈部螺旋状结构

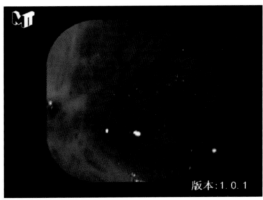

图 4 eyeMAX 洞察导管进入胆囊内，可见胆囊壁有白色脓液附着及糜烂

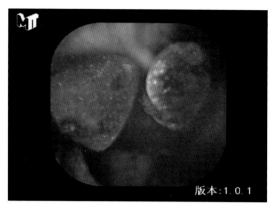

图 5　eyeMAX 洞察导管进入胆囊底部，可见多枚结石

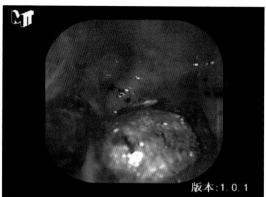

图 6　通过 eyeMAX 洞察导管的工作管道插入子母网篮，尝试套取结石

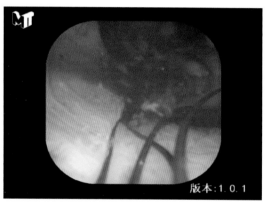

图 7　抖动子母网篮套取结石

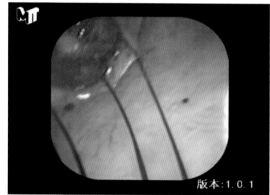

图 8　可见结石进入子母网篮中，缓慢拉出胆囊颈部

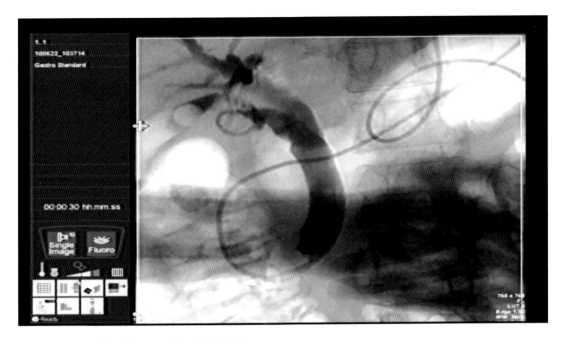

图 9　取石后，在 X 线下置入鼻胆管引流胆汁

■ **诊断**

胆总管结石　胆囊结石　胆囊炎

■ **结果**

应用甲硝唑生理盐水反复灌洗胆囊，将胆囊内泥沙样结石灌洗冲出，可见胆囊底部多发结石，应用 eyeMAX 洞察导管的相关配件子母网篮进行胆囊结石的取石，因胆囊结石直径不大，所以逐一取出胆囊结石后，留置鼻胆管引流。

■ **操作技巧**

该病例考虑胆囊结石继发的胆总管结石，胆囊颈部螺旋瓣结构松弛、扩张，eyeMAX 洞察导管可以直接进入胆囊腔内，术前超声内镜评估确定胆囊腔内的结石大小，所以可以通过直视下进行顺利取石。

■ **视频**

病例 2：胆总管结石，胆管炎，胆囊结石，胆囊炎

■ 病史摘要

患者，男性，79 岁，主因"间断右上腹部疼痛 3 天"入院。

现病史：患者于 3 天前无明显诱因出现右上腹痛，疼痛向右侧肩部放射，无恶心、呕吐，无发热，无腹胀、腹泻。患者就诊于外院查腹部 CT 提示胆囊多发结石、胆囊炎、胆总管扩张、胆总管结石（？），于外院住院对症治疗后未见缓解，为求进一步诊治收入我科。患者自发病以来，饮食睡眠可，二便正常，体重无明显减轻。

既往史：2 型糖尿病 5 年，自行口服药物降糖（具体不详），血糖控制欠佳。3 年前行阑尾切除术。

查体：皮肤巩膜黄染，腹部无膨隆，腹软，右上腹及中上腹部有压痛，无反跳痛及肌紧张。

■ 辅助检查

血常规 + CRP：白细胞计数 13.3×10^9 /L，中性粒细胞百分比 95.5%，超敏 C 反应蛋白 >200 mg /L。

离子全项 + 肾功能：肌酐 114.5 μmol /L，葡萄糖 15.44 mmol /L。

降钙素原：46.39 ng / mL。

CA199：1 909.0 U/mL。

肝功能：丙氨酸氨基转移酶 149.8 U /L，天门冬氨酸氨基转移酶 94.9 U /L，总胆红素 101.4 μmol /L，直接胆红素 86.4 μmol /L。

心脏超声：心律不齐，左房增大，左室舒张功能下降，主动脉瓣钙化，主动脉瓣及二尖瓣少量反流。

胸部 CT：双肺感染性病变，肺内纤维灶，肺大疱，主动脉硬化，双侧胸腔积液。

MRCP：胆囊结石，胆囊炎，胆总管中下段多发结石。

■ 初步诊断

胆总管结石　　胆管炎　　胆囊结石　　胆囊炎

排除禁忌后，行 ERCP。术前完善 EUS 示：胆总管腔内可见强回声光团，后伴声影（图1）；胆囊体积尚可，壁呈双层结构，胆囊颈部可见强回声光团，后伴声影（图2、图3）。

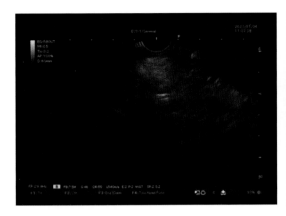

图 1　胆总管腔内可见强回声光团，后伴声影

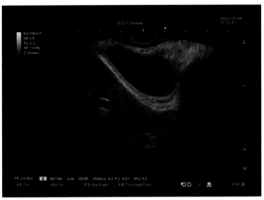

图 2　胆囊体积饱满，胆囊壁呈双层结构

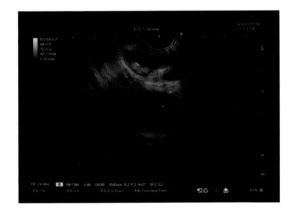

图 3　胆囊颈部可见强回声光团，后伴声影

■ eyeMAX 洞察所见

常规 ERCP 取出胆总管结石，插入 eyeMAX 洞察成像系统，经过胆囊颈可见结石嵌顿于胆囊颈部（图4），应用子母网篮取出结石（图5- 图7），胆囊内可见泥沙样结石，应用甲硝唑生理盐水冲洗胆囊，留置导丝于胆囊内（图8），X 线监视下于胆囊内置入剪断的鼻胆管 14 cm 充当支架进行引流（图9）。

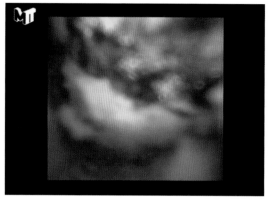

图 4 eyeMAX 洞察导管进入胆囊颈部可见结石嵌顿

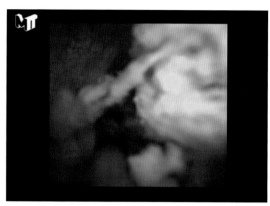

图 5 直视下将网篮越过胆囊颈部结石

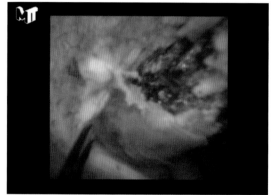

图 6 抖动网篮,将胆囊颈部结石套住

图 7 直视下拖拽网篮将结石取出

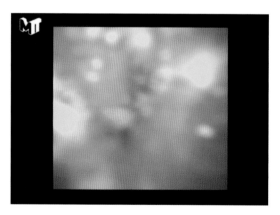

图 8 eyeMAX 洞察导管再次进入胆囊,可见泥沙样结石

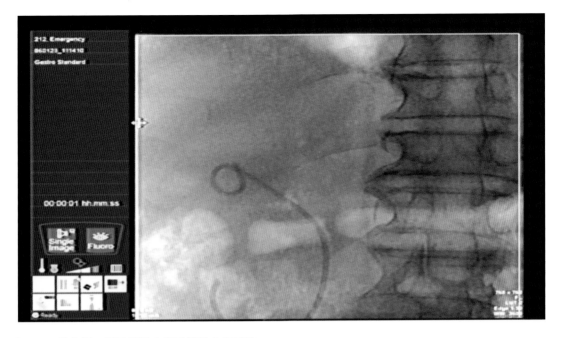

图 9　X 线监视下于胆囊腔内留置塑料支架引流

■ **诊断**

胆总管结石　胆管炎　胆囊结石　胆囊炎

■ **结果**

ERCP 联合 eyeMAX 洞察成像系统检查 + 胆道结石取石术 + 胆囊颈部结石取出术 + 胆囊灌洗术 + 胆囊支架置入术。

■ **操作技巧**

该病例常规胆总管取石后应留置鼻胆管引流，由外科继续处理胆囊结石的问题，但由于 eyeMAX 洞察成像系统的问世，胆总管取石后进入 eyeMAX 成像导管，于胆囊颈部可见结石，因结石与胆囊颈部存在空隙，且结合超声内镜评估该枚结石质地不硬，遂应用子母网篮直视取石，取石过程顺利，于胆囊内留置支架引流。

■ **视频**

病例 3：胆总管结石，胆管炎，胆囊结石，胆囊炎

■ **病史摘要**

患者，男性，52 岁，主因"间断性腹痛伴恶心 3 天"入院。

现病史：患者于 3 天前进食后出现腹部绞痛，以中上腹及右上腹疼痛为主，伴恶心，无呕吐，自行口服"消炎利胆片、止痛药"后症状未见明显缓解。患者于外院查消化系彩超提示脂肪肝，胆囊结石，胆囊壁毛糙，副脾；腹部 CT 提示肝总管及胆总管多发结石；血常规：白细胞 13.81×10^9 /L，中性粒细胞百分比 87.6%；肝功能：总胆红素 124 μmol /L；诊断为"胆总管结石，胆囊结石"。患者现为求进一步诊治收入我科。患者自发病以来饮食差，小便色深，大便可，睡眠可，近期体重无明显变化。

既往史：胆囊结石病史多年，未予特殊治疗。2 型糖尿病病史 6 年，口服瑞格列奈降糖治疗，未规律监测血糖。肾结石病史多年，未予特殊治疗。

查体：皮肤及巩膜黄染，腹软，中上腹部及右上腹部压痛，无反跳痛及肌紧张，腹部未触及包块，肝脾肋下未触及。

■ **辅助检查**

MRCP：胆囊结石，胆囊炎伴周围渗出性改变；肝脾周围少量积液；胆总管多发结石。
血常规：白细胞 11.7×10^9 /L，中性粒细胞百分比 87.6%，超敏 C 反应蛋白 131.07 mg /L，余凝血功能、离子全项、血淀粉酶等化验检查未见明显异常。

■ **初步诊断**

胆总管结石　急性胆管炎　胆囊结石伴胆囊炎

排除禁忌后，行 ERCP。术前完善 EUS 示：胆总管腔内可见强回声光团，后伴声影；胆囊、胆囊颈部体积尚可，腔内可见大量强回声光团，后伴声影。

■ eyeMAX 洞察所见

常规 ERCP 取石后插入 eyeMAX 洞察成像系统观察，可见胆总管内壁充血、水肿明显（图1）。经过胆囊颈部进入胆囊（图2），胆囊颈部可见结石嵌顿（图3），应用 U100 激光碎石（图4），插入取石网篮，取出结石（图5、图6）。继续进镜至胆囊内，观察胆囊内壁充血、水肿（图7），胆囊腔内可见结石，应用激光碎石（图8、图9）。于胆囊内留置支架引流（图10）。

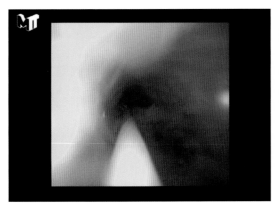

图 1　eyeMAX 洞察导管进入胆总管内，可见胆囊管汇入处管壁明显充血、水肿

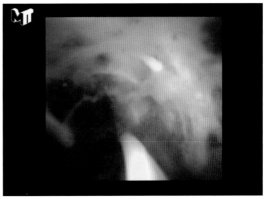

图 2　eyeMAX 洞察导管沿着导丝进入胆囊管，可见胆囊颈部黏膜充血、水肿，有白色黏液附着

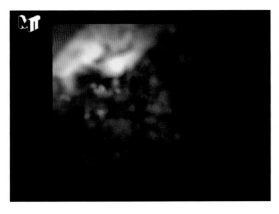

图 3　eyeMAX 洞察导管于胆囊颈部可见结石嵌顿

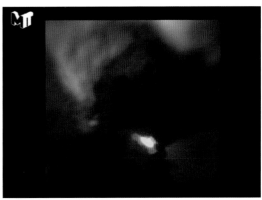

图 4　eyeMAX 洞察导管直视下进行胆囊颈部结石激光碎石

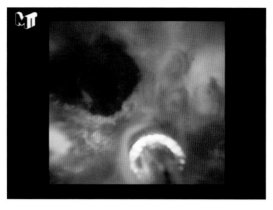

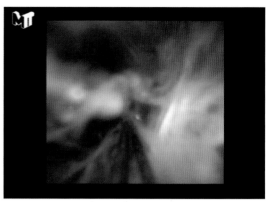

图 5　胆囊颈部结石击碎后，eyeMAX 洞察导管直视下进行网篮取石

图 6　胆囊颈部结石击碎后，eyeMAX 洞察导管直视下进行网篮取石

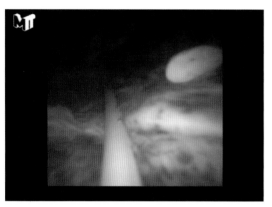

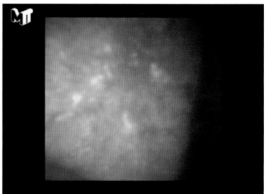

图 7　胆囊颈部结石嵌顿解除后，eyeMAX 洞察导管沿着导丝进入胆囊内，可见胆囊壁充血、水肿

图 8　反复灌洗后，可见胆囊腔内结石

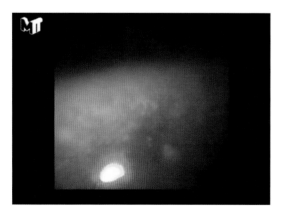

图 9　eyeMAX 洞察导管直视下对胆囊结石进行激光碎石

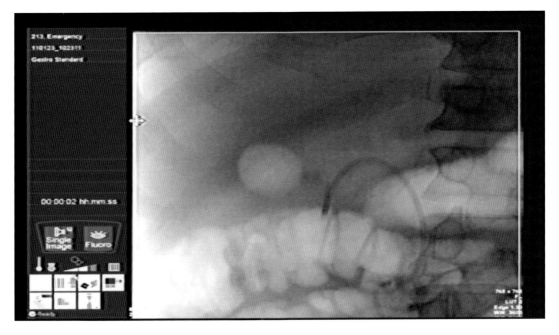

图 10 于胆囊内留置支架引流

■ 诊断

胆总管结石 胆管炎 胆囊结石 胆囊炎

■ 结果

ERCP 联合 eyeMAX 洞察成像系统检查 + 内镜下激光碎石术 + 胆道结石取石术 + 胆囊灌洗术 + 胆囊支架置入术。

■ 操作技巧

该病例 eyeMAX 洞察成像系统给予临床很大的诊断作用，于胆囊管处可见充血，继续进镜可见胆囊颈部结石嵌顿，从结石的颜色评估，该枚结石质地较硬，遂采用直视激光碎石的方法将结石击碎后取出，解除了胆囊颈部梗阻，再次进入胆囊，于胆囊腔内又见结石，仍然选择激光碎石，后留置支架引流。术后 3 个月复查可再行胆囊结石取出术。

■ 视频

病例 4：胆总管泥沙样结石，胆囊结石

■ **病史摘要**

患者，男性，34 岁，主因"间断性上腹痛 7 天"来院。

现病史：患者于 7 天前无明显诱因出现间断性上腹绞痛，伴肩背部及腰部放射痛，伴恶心、呕吐，时有腹胀、反酸、烧灼感，昨夜出现寒战，未测体温，自行口服"奥美拉唑"症状无缓解。患者于当地医院就诊，行肝胆胰脾 CT 提示考虑胆囊炎、胆囊管及胆总管下端点状高密度影，考虑结石可能性大，消化系彩超提示胆囊息肉。患者现为求进一步诊治来我院门诊就诊，经门诊以"胆总管结石"收入我科。病程中患者无头晕、头痛，无胸闷气短及心前区不适，无咳嗽、咳痰，饮食及睡眠差，尿色深黄，间断排灰色便，体重近期略有减轻。

既往史：2 型糖尿病 6 年，皮下注射甘精胰岛素治疗。

查体：全腹软，无胃肠型及蠕动波，中上腹压痛。

■ **辅助检查**

肝胆脾 CT：考虑胆囊炎，胆囊管及胆总管下端点状密度影，考虑结石可能性大。

消化系彩超：胆囊息肉。

血常规：白细胞 $10.4×10^9$/L，中性粒细胞百分比 93.1%。

肝功能：丙氨酸氨基转移酶 282 U/L，天门冬氨酸氨基转移酶 65 U/L，谷氨酰胺转肽酶 >450 U/L，碱性磷酸酶 214 U/L。

■ **初步诊断**

胆总管结石　胆囊炎

评估患者病情后，行 ERCP 联合 eyeMAX 洞察成像系统诊治。常规 ERCP 取石后插入 eyeMAX 洞察导管。

■ eyeMAX 洞察所见

胆总管内可见泥沙样结石（图 1），eyeMAX 洞察导管通过导丝引导到达胆囊颈（图
2、图 3），洞察导管进入胆囊内，充分观察胆囊壁结构，应用甲硝唑生理盐水冲洗胆囊，
可见结石，应用取石网篮取出结石（图 4- 图 8）。

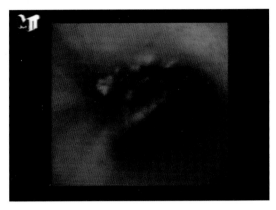

图 1　胆总管内可见泥沙样结石

图 2　eyeMAX 洞察导管可见胆囊螺旋状结构

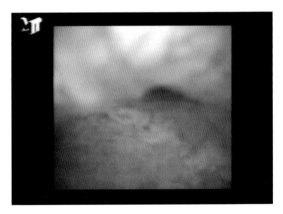

图 3　eyeMAX 洞察导管沿着导丝进入胆囊颈部，
可见黏膜呈网格状结构

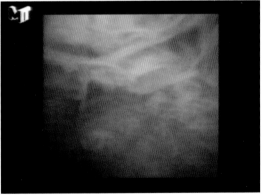

图 4　eyeMAX 洞察导管进入胆囊内可见胆囊壁呈
网格状结构以及血管走形

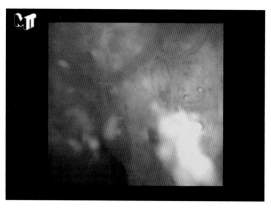

图 5　胆囊壁可见附着少量泥沙样结石

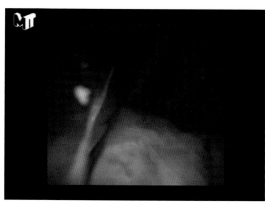

图 6　胆囊内见单发小结石，应用网篮进行取石

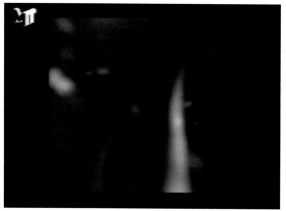

图 7　应用取石网篮将结石套住并收紧网篮，将结石取出

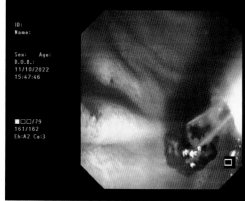

图 8　将 eyeMAX 洞察导管退出胆道，胆囊结石顺利取出

■ 诊断

胆总管泥沙样结石　胆囊结石

■ 结果

应用甲硝唑生理盐水反复灌洗胆囊，应用取石网篮将胆囊结石取出，充分观察胆囊壁无息肉样病变等。患者术后腹痛缓解，黄疸下降，出院。

■ 操作技巧

该病例值得探讨的是如若行 ERCP 治疗，可能无法将胆囊结石取出，那么患者是否考虑进一步行 LC 的治疗。本例患者通过 ERCP 联合 eyeMAX 洞察成像系统，通过导丝引导，调整导管螺旋直视顺利进入胆囊，应用取石网篮取出结石，一次性解决临床问题，同时进行了保胆治疗。

■ 视频

病例 5：胆总管结石，胆囊结石，胆囊炎

■ 病史摘要

患者，男性，58 岁，主因"上腹部胀痛伴皮肤、巩膜黄染 10 天"入院。

现病史：患者于 10 天前无明显诱因出现上腹部胀痛，呈间断性，疼痛向腰背部放射，进食后加重，伴皮肤、巩膜黄染，伴纳差，无发热、寒战，自行口服"头孢氨苄"治疗后症状未见明显缓解。患者 3 天前就诊于外院，上腹部 CT 提示胆囊折叠伴多发结石、胆总管下段结石伴胆道梗阻等。患者现为求进一步诊治来我科住院治疗。患者自发病以来，饮食、睡眠欠佳，有排气，未排大便，小便色黄。

既往史：高血压病史 2 年，最高 140/110 mmHg，平素口服"苯磺酸氨氯地平"治疗，血压控制可。眼眶部手术病史 10 年。

查体：全身皮肤、黏膜及巩膜黄染，全腹软，上腹部压痛，无反跳痛及肌紧张。

■ 辅助检查

血常规 +CRP：白细胞计数 6.1×10^9 /L，中性粒细胞百分比 74.5%，超敏 C 反应蛋白 6.01 mg /L。

肝功能：丙氨酸氨基转移酶 156.9 U /L，天门冬氨酸氨基转移酶 61.3 U /L，总胆红素 31.8 μmol /L，直接胆红素 20 μmol /L。

术前八项、心肌损害五项、凝血功能、离子全项检测未见明显异常。

■ 初步诊断

胆总管结石　胆囊结石　胆囊炎

排除禁忌后，行 ERCP。术前完善 EUS 示：胆总管腔内可见强回声光团，后伴声影；胆囊腔内可见多发强回声光团，后伴声影（图 1）。

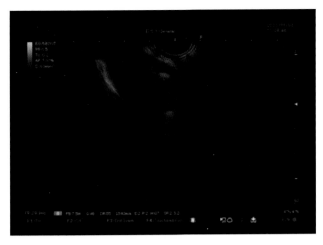

图 1　胆囊腔内可见多发强回声光团，后伴声影

为明确胆总管、胆囊内情况，在常规 ERCP 胆总管取石后插入 eyeMAX 洞察成像导管。

■ eyeMAX 洞察所见

胆囊颈部狭窄，在导丝引导下应用球囊扩张胆囊颈部（图 2），eyeMAX 洞察导管进入胆囊，胆囊底部可见壁间结石（图 3、图 4），应用甲硝唑生理盐水冲洗胆囊。留置导丝于胆囊内（图 5），并于 X 线监视下留置剪断的 14 cm 鼻胆管于胆囊内充当支架。

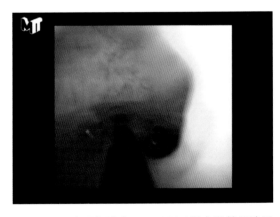

图 2　因胆囊颈部狭窄，eyeMAX 洞察导管无法通过，导丝可伸入胆囊腔内，遂应用直视 6 mm 球囊进行胆囊颈部扩张

图 3　扩张后 eyeMAX 洞察导管进入胆囊腔，可见胆囊壁网格状结构

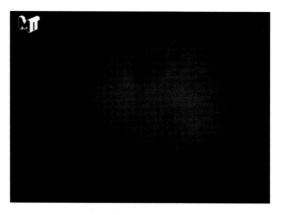

图 4　eyeMAX 洞察导管至胆囊底部，可见胆囊壁间结石

■ 诊断

胆总管结石　胆囊结石　胆囊炎

■ 结果

ERCP 联合 eyeMAX 洞察成像系统检查 + 胆道结石取石术 + 胆囊灌洗术 + 胆囊支架置入术。

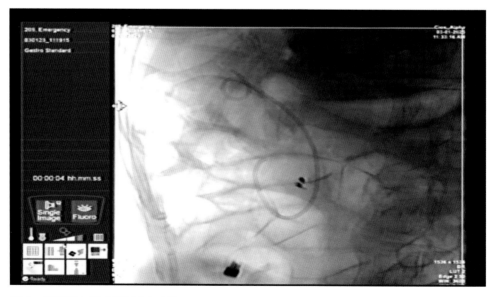

图 5　于胆囊内留置塑料支架引流

■ 复查

患者于 3 个月后为行胆道支架拔除术 + ERCP + eyeMAX 洞察成像系统复查入院。术前完善 EUS 示：胆总管腔内可见强回声光团，后伴声影；胆囊腔内可见多发强回声光团，后伴声影（图 6）。

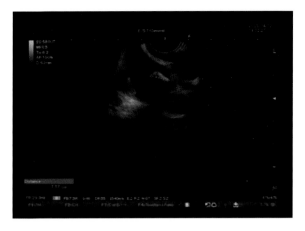

图 6　胆囊腔内可见多发强回声光团，后伴声影

拔除胆囊支架后，在导丝引导下 eyeMAX 洞察导管插入胆总管，胆总管内可见少量泥沙样结石，用甲硝唑生理盐水冲洗。eyeMAX 洞察导管经过胆囊颈部进入胆囊，胆囊内可见 4 枚块状结石（图 7）及胆固醇性息肉（图 8）。用甲硝唑生理盐水冲洗胆囊，应用液电行胆囊内碎石术（图 9），留置 12 cm 金属覆膜支架于胆囊颈部，插入子母网篮进行取石（图 10 - 图 13），最后拔除金属覆膜支架。

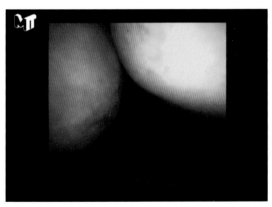

图 7　胆囊腔内可见多发结石

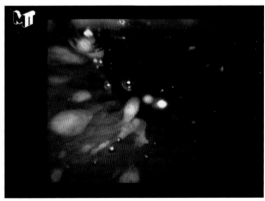

图 8　胆囊壁可见多发胆固醇性息肉

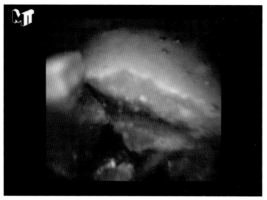

图 9 胆囊结石液电碎石

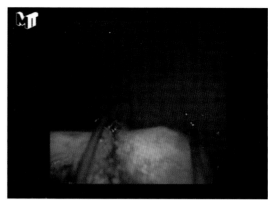

图 10 碎石后尝试应用网篮直视取石

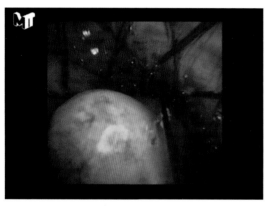

图 11 金属覆膜支架留置于胆囊颈部，应用网篮直视继续取石

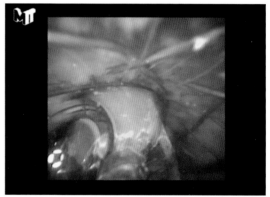

图 12 胆囊结石嵌顿于金属覆膜支架内，应用液电再次碎石

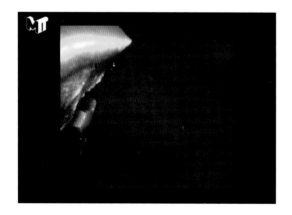

图 13 取石后拔除金属覆膜支架，再次进入胆囊，可见胆囊无大块结石残留

■ 诊断

胆总管泥沙样结石　胆囊多发结石

■ 结果

ERCP 联合 eyeMAX 洞察成像系统检查 + 胆囊结石取石术 + 胆囊结石碎石术。

■ 操作技巧

　　该例患者的胆囊取石，应用了多种方法，包括液电碎石、网篮取石，对于胆囊颈部处理采用的是 120 mm×10 mm 金属覆膜支架，一端位于乳头外，一端位于胆囊内，通过金属覆膜支架建立通道，再进行胆囊结石的取石。取石后将金属覆膜支架取出。

■ 视频

病例 6：胆总管结石，胆囊结石

■ 病史摘要

患者，男性，81岁，主因"间断性上腹疼痛1周，加重3天"来院。

现病史：该患者于1周前无明显诱因出现上腹部疼痛，呈间断性，与体位及排便无关，伴腹胀，无恶心、呕吐，无反酸、嗳气，伴排便不成形，无腹泻，无黏液、脓血便。患者于外院行上腹部增强CT检查提示胆总管末端结石、胆囊结石、胆囊炎，3天前无明显诱因上述症状加重。患者现为求进一步诊治来我院，门诊以"腹痛待查"收入院。病程中患者无头晕、头痛，无咳嗽、咳痰，无发热、无心悸、气短，饮食可，近期体重无下降。

既往史：右肾占位病史1年。

查体：全腹软，无胃肠型及蠕动波，上腹压痛。

■ 辅助检查

上腹部MR：右肾占位，考虑肾癌；双肾囊肿；胆囊结石，胆囊炎；胆总管末端结石，伴胆总管、肝内胆管扩张；肝囊肿，肝右叶下段肝血管瘤。

肝功能：丙氨酸氨基转移酶53.7 U/L，天门冬氨酸氨基转移酶89.1 U/L，直接胆红素8.5 μmol/L，谷氨酰胺转肽酶533 U/L。

血常规：未见明显异常，超敏C反应蛋白9.12 mg/L。

■ 初步诊断

胆总管结石　胆囊结石　胆囊炎

评估患者病情后，行ERCP联合eyeMAX洞察成像系统诊治。术前完善EUS示：胆总管结石，胆囊结石（图1、图2）。

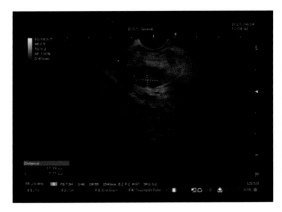 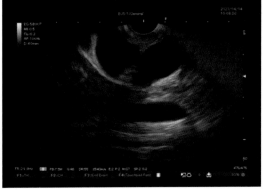

图 1 胆总管内可见强回声光团，后伴声影　　图 2 胆囊腔内可见强回声光团，后伴声影

▓ eyeMAX 洞察所见

ERCP 胆总管常规取石后，eyeMAX 洞察导管在导丝引导下经过胆囊颈部进入胆囊，充分观察胆囊壁结构，应用甲硝唑生理盐水冲洗胆囊，可见泥沙样结石及小块状结石（图3-图7）。

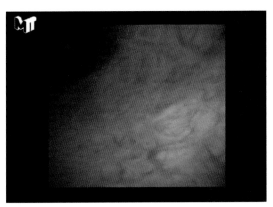 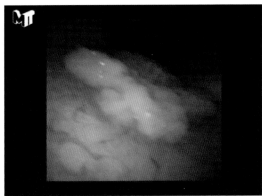

图 3 在导丝引导下经过胆囊颈部进入胆囊　　图 4 胆囊壁上可见泥沙样结石

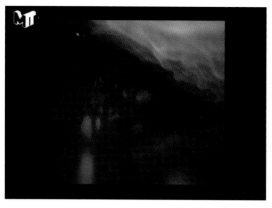
图 5 进入胆囊内可见黄绿色胆汁及胆囊壁结构

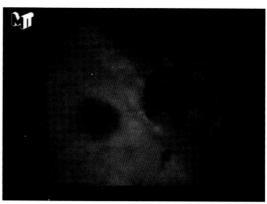
图 6 胆囊底部可见多发小块状结石

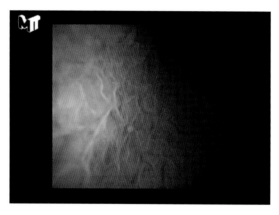
图 7 应用甲硝唑生理盐水冲洗后观察胆囊壁结构及血管走形

■ **诊断**

胆总管结石 胆囊结石

■ 结果

应用甲硝唑生理盐水反复灌洗胆囊，用取石网篮将结石取出，将胆囊内泥沙样结石灌洗冲出，充分观察胆囊壁无息肉样病变等。于胆管内留置支架引流。

■ 操作技巧

该病例胆囊结石多发，但直径较小，遂直视应用网篮取石，并未对胆囊颈部进行扩张等相关处理。

■ 视频

病例 7：急性胰腺炎，胆总管结石，胆囊结石，胆囊炎

■ **病史摘要**

患者，男性，47 岁，主因"上腹部疼痛 4 天"入院。

现病史：患者于 4 天前无明显诱因出现上腹部疼痛，以右上腹为主，呈间断性隐痛，无后背部放射痛，伴腹胀，伴恶心、呕吐，呕吐物为胃内容物，伴纳差，伴巩膜黄染、尿色加深，就诊于我院急诊，查消化系彩超提示胆囊结石，为求进一步诊治收入我科。

既往史：胆囊炎病史。

查体：全身皮肤、黏膜及巩膜无黄染，全腹软，右上腹部压痛，无反跳痛及肌紧张。

■ **辅助检查**

腹部 CT：胰腺及胰周 CT 征象，考虑胰腺炎；胆囊、胆囊管、胆总管内高密度影；脂肪肝，肝内低密度影，考虑囊肿。

血常规 +CRP：白细胞计数 8.9×10^9/L、中性粒细胞百分比 77.9%、超敏 C 反应蛋白 13.12 mg/L。

降钙素原：0.17 ng/mL。

肝功能：丙氨酸氨基转移酶 531.2 U/L、天门冬氨酸氨基转移酶 188.9 U/L、总胆红素 75.2 μmol/L、直接胆红素 56.6 μmol/L。

淀粉酶 834 U/L、葡萄糖 12.11 mmol/L。

余化验检查未见明显异常。

■ **初步诊断**

急性胰腺炎　胆总管结石　胆囊结石　胆囊炎

排除禁忌后，行 ERCP。术前完善 EUS 示：胆总管腔内可见强回声光团，后伴声影；胆囊体积增大，腔内可见强回声光团，后伴声影。

常规 ERCP 取石后插入 eyeMAX 洞察成像系统。

■ eyeMAX 洞察所见

胆总管内可见结石，插入取石网篮，取出结石，应用甲硝唑生理盐水冲洗胆总管。继续进镜经过胆囊颈部进入胆囊，胆囊内可见多发结石，插入取石网篮进行胆囊结石取石（图1-图6）。将导丝留置于胆囊内，X线监视下置入剪断的14 cm鼻胆管充当支架，观察胆汁流出通畅，于胰管内置入胰管支架。

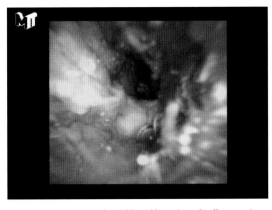

图1 eyeMAX 洞察导管沿着胆囊颈部进入胆囊，可见大量泥沙样结石

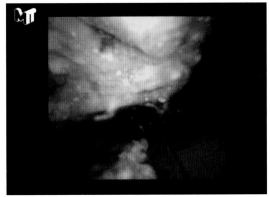

图2 胆囊内可见网格状结构

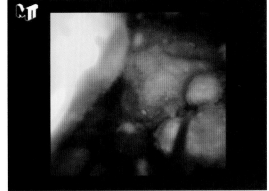

图3 胆囊内可见较大结石

图4 直视插入网篮套取结石

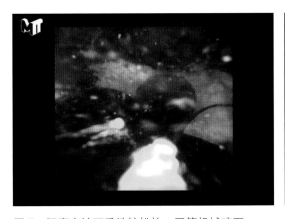

图5 胆囊内结石质地较松软，网篮机械碎石

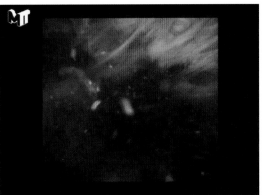

图6 反复应用甲硝唑生理盐水灌洗胆囊

■ 诊断

急性胰腺炎　胆总管结石　胆囊结石　胆囊炎

■ 结果

　　ERCP 联合 eyeMAX 洞察成像系统检查 + 胆道、胆囊结石取石术 + 胆囊灌洗术 + 胆囊支架置入术 + 胰管支架置入术。

■ 操作技巧

　　该患者胆囊结石虽然直径较大，但质地较松软，尝试通过直视网篮套取结石后进行机械碎石，通过灌洗、负压吸引的方式将碎石取出，后留置支架进行引流。

■ 视频

病例8：胆总管结石，胆囊结石，胆囊炎

▰ 病史摘要

患者，男性，61岁，主因"皮肤、巩膜黄染3天"来院。

现病史：患者于3天前无明显诱因出现皮肤、巩膜黄染，无明显腹痛，伴腹胀，进食后加重，伴尿色加深，无厌油腻感，伴皮肤瘙痒，无发热，今为求进一步诊治，特来我院就诊，经门诊以"黄疸待查"收入院。病程中患者无头晕、头痛，无心前区不适，饮食睡眠可，排便正常，近期体重减轻3 kg。

既往史：体健。

查体：皮肤、巩膜黄染，上腹触压不适。

▰ 辅助检查

腹部CT：胆总管结石，继发胆道系统扩张；胆囊结石、胆囊炎；肝囊肿；双肾囊性改变；前列腺钙化；升结肠脾区、降结肠、乙状结肠壁稍厚。

肝功能：丙氨酸氨基转移酶104.7 U/L，天门冬氨酸氨基转移酶48.1 U/L，总胆红素227.4 μmol/L，直接胆红素181.5 μmol/L，间接胆红素46.3 μmol/L。

▰ 初步诊断

急性胰腺炎　胆总管结石　胆囊结石　胆囊炎

评估患者病情后，行ERCP联合eyeMAX洞察成像系统诊治。术前完善EUS示：胆总管结石，胆囊结石（图1）。

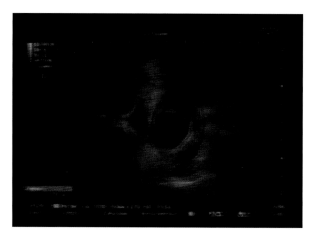

图 1　胆囊内多发强回声光团，后伴声影

■ eyeMAX 洞察所见

常规 ERCP 取石后插入 eyeMAX 洞察导管，可见胆总管内泥沙样结石，通过导丝引导到达胆囊，洞察导管进入胆囊，充分观察胆囊壁结构，另见胆囊较大结石，尝试应用液电碎石，应用甲硝唑生理盐水冲洗胆囊（图 2-图 5）。

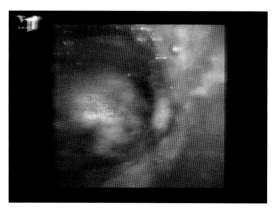

图 2　在导丝引导下经过胆囊颈部进入胆囊，可见结石

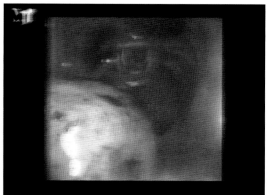

图 3　洞察导管进入胆囊内观察，可见结石远端胆囊底部瘢痕形成

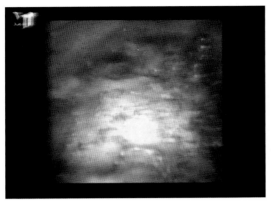

图 4 胆囊结石液电碎石

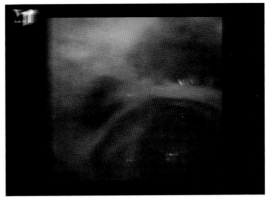

图 5 胆囊底部瘢痕结构

■ **诊断**

胆总管结石　胆囊结石　胆囊炎

■ **结果**

应用甲硝唑生理盐水反复灌洗胆囊，应用液电对胆囊结石进行直视碎石，后于胆囊内留置支架引流。3 个月后待患者炎症好转，将支架拔除，再进镜复查胆囊，处理胆囊内残余结石。

■ **视频**

病例 9：胆总管结石，胆囊多发结石

■ 病史摘要

患者，女性，69 岁，主因"腹痛伴尿色加深、皮肤巩膜黄染 2 个月"来院。

现病史：患者于 2 个月前无明显诱因出现腹部隐痛，中上腹为主，无腰背放射痛，进食后加重，纳差，小便颜色加深，呈棕黄色，量正常，巩膜及皮肤轻度黄染，伴皮肤瘙痒，伴恶心，偶有呕吐，呕吐物为胃内容物，为求进一步诊治来我院就诊，行肝功、消化系彩超检查后发现肝功能异常、肝内外胆管扩张、胆总管末端等回声，为求进一步诊治以"梗阻性黄疸"收入院。病程中患者一般状态可，偶有纳差，睡眠良好，便秘，近半个月体重下降约 2.5 kg。

既往史：体健。

查体：皮肤、巩膜轻度黄染，全腹软，无胃肠型及蠕动波，中上腹压痛。

■ 辅助检查

肝功能：丙氨酸氨基转移酶 125.1 U /L，天门冬氨酸氨基转移酶 66.7 U /L，直接胆红素 24.5 μmol /L，谷氨酰胺转肽酶 958 U /L，碱性磷酸酶 396.4 U /L。

消化系彩超：肝内外胆管扩张，胆总管末端等回声（不除外沉积物，建议结合影像增强检查），胆囊体积增大，胆囊结石，胆囊沉积物，胰腺管扩张。

■ 初步诊断

胆总管结石　胆囊结石

评估患者病情后，行 ERCP 联合 eyeMAX 洞察成像系统诊治。术前完善 EUS 示：胆总管结石，胆囊结石（图 1）。

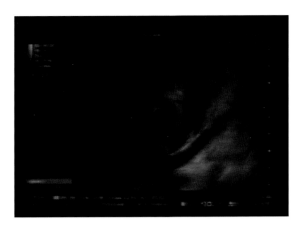

图 1　胆总管内可见强回声光团，后伴声影

■ eyeMAX 洞察所见

常规 ERCP 取石后，eyeMAX 洞察导管在导丝引导下经过胆囊颈部进入胆囊，充分观察胆囊壁结构，应用甲硝唑生理盐水冲洗胆囊，可见多发褐色结石及大量泥沙样结石（图2-图5）。

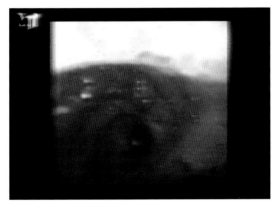

图 2　eyeMAX 洞察导管显示胆囊管开口

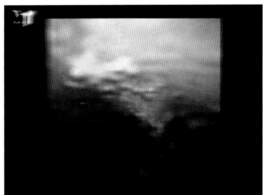

图 3　胆囊内可见泥沙样结石

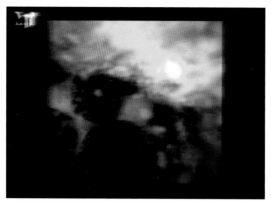

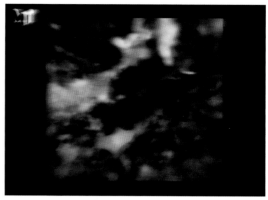

图 4　胆囊腔内可见多发结石及泥沙样结石　　　　图 5　胆囊腔内可见多发结石及泥沙样结石

■ 诊断

胆总管结石　胆囊多发结石

■ 结果

应用甲硝唑生理盐水反复灌洗胆囊，用取石网篮将结石取出，将胆囊内泥沙样结石灌洗冲出，充分观察胆囊壁无息肉样病变等。

■ 视频

病例 10：胆总管结石，胆囊多发结石，胆囊 PTGD 引流术后改变

■ 病史摘要

患者，男性，88 岁，主因"间断性腹痛伴寒战、发热 1 天"来院。

现病史：患者于 1 天前无明显诱因出现间断性腹部隐痛，以中上腹为主，无腰背部放射痛，伴寒战、发热，体温 38.9 ℃，自行口服"扑热息痛"后体温逐渐下降，无恶心、呕吐，为求进一步诊治来我院，门诊以"胆总管结石、胆囊结石"收入院。病程中患者一般状态尚可，饮食差，偶有咳嗽、咳痰，睡眠可，小便色黄，量正常，近期体重无明显变化。

既往史：冠心病史 12 年。高血压病 9 年。肺部感染病史 1 个月。胆囊结石伴胆囊炎、胆总管结石，行彩超引导下穿刺术后 1 个月。

查体：腹部无膨隆，可见引流管，引流通畅，全腹软，无胃肠型及蠕动波，中上腹压痛。

■ 辅助检查

肝功能：丙氨酸氨基转移酶 72.9 U /L，总蛋白 57.9g /L，天门冬氨酸氨基转移酶 246.0 U /L，总胆红素 131.3 μmol /L，直接胆红素 104.0 μmol /L，间接胆红素 27.3 μmol /L，谷氨酰胺转肽酶 1 103 U /L，碱性磷酸酶 175.4 U /L。

血常规：淋巴细胞百分比 16.7%，单核细胞百分比 10.6%，单核细胞绝对值 0.71×10^9 /L。

余检查正常。

■ 初步诊断

胆总管结石　胆囊结石

评估患者病情后，行 ERCP 联合 eyeMAX 洞察成像系统诊治。

■ eyeMAX 洞察所见

常规 ERCP 取石，eyeMAX 洞察导管通过导丝引导至胆囊颈部，可见结石（图 1），经过胆囊颈部进入胆囊内，充分观察胆囊壁结构，应用甲硝唑生理盐水冲洗胆囊，可见多发结石及 PTGD 引流管（图 2- 图 5）。

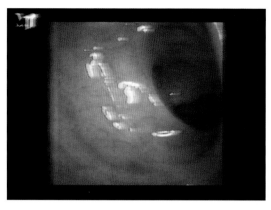

图 1　eyeMAX 洞察导管直视胆囊颈部，可见结石

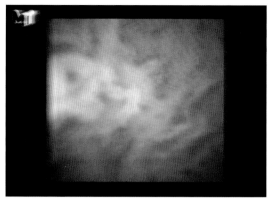

图 2　通过导丝引导经过胆囊颈部进入胆囊，可见囊壁呈网格状

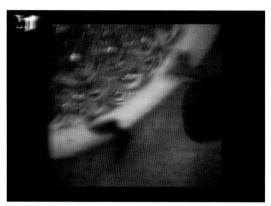

图 3　胆囊腔内 PTGD 引流管及结石

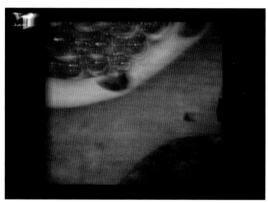

图 4　胆囊腔内 PTGD 引流管及结石

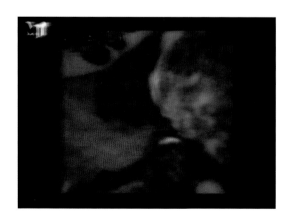

图 5　胆囊内多发结石

■ 诊断

胆总管结石　胆囊多发结石　胆囊 PTGD 引流术后改变

■ 结果

应用甲硝唑生理盐水反复灌洗胆囊，用取石网篮将结石取出，将胆囊内泥沙样结石灌洗冲出，于胆管内留置支架引流。随后拔除胆囊 PTGD 引流管。

■ 视频

病例 11：胆总管结石，胆囊结石，胆囊息肉

■ 病史摘要

患者，男性，73 岁，主因"反复右上腹疼痛 5 年，加重伴发热 1 天"来院。

现病史：患者于 5 年前无明显诱因出现右上腹疼痛，疼痛向右侧肩背部放射，无恶心、呕吐，无发热，无头晕、发力，无腹胀、腹泻，无皮肤、巩膜黄染。患者于当地医院就诊，诊断为"胆囊结石"，未采取治疗，上述症状反复发作，均保守治疗。1 天前患者上述症状再次发作，并出现发热，体温最高达 39.5 ℃，行抗感染治疗后无明显好转，无不适。患者现为求进一步诊治来我院就诊，门诊以"胆囊结石伴急性胆囊炎"收入院。病程中患者饮食可，睡眠可，大小便正常，体重无明显减轻。

既往史：高血压病 10 年，血压最高达 180/100 mmHg，口服"硝苯地平缓释片"降压治疗。糖尿病病史 10 年，口服"二甲双胍"治疗。甲状腺手术病史 13 年。脑血栓病史 15 年，口服"阿司匹林"15 年。

查体：腹部膨隆，全腹软，右上腹压痛。

■ 辅助检查

MRCP：胆囊多发小结石、胆囊炎；胆总管下端结石，继发胆总管扩张，胆囊管迂曲延长，低位左侧汇入，其下端腔内可疑低信号，小结石不除外；考虑肝囊肿或血管瘤，必要时增强检查；左肾囊性病变。

血常规：中性粒细胞百分比 79.4%，中性粒细胞绝对值 7.23×10^9/L，超敏 C 反应蛋白 55.25 mg/L。

肝功能：丙氨酸氨基转移酶 138.31 U/L，天门冬氨酸氨基转移酶 47.8 U/L，总胆红素 64.4 μmol/L，直接胆红素 47.8 μmol/L，间接胆红素 16.6 μmol/L，谷氨酰胺转肽酶 561 U/L，碱性磷酸酶 174.6 U/L。

■ 初步诊断

胆总管结石　胆囊结石

评估患者病情后，行 ERCP 联合 eyeMAX 洞察成像系统诊治。术前完善 EUS 示：胆总管结石，胆囊结石（图 1、图 2）。

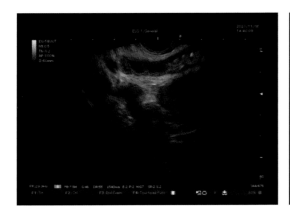

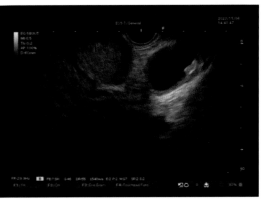

图 1　胆总管可见强回声光团，后伴声影　　　　图 2　胆囊壁呈双层结构，腔内可见絮状强回声光团

■ eyeMAX 洞察所见

　　常规 ERCP 取石后，eyeMAX 洞察导管通过导丝引导到达胆囊颈部，可见结石嵌顿，应用液电直视碎石后网篮取出（图 3- 图 5）。洞察导管进入胆囊内，充分观察胆囊壁结构，应用甲硝唑生理盐水冲洗胆囊，可见泥沙样结石及息肉样隆起（图 6、图 7）。在导丝引导下于胆管内置入双猪尾支架。

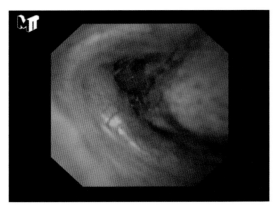

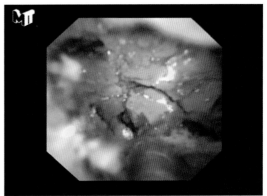

图 3　洞察导管越过胆囊颈部，可见结石嵌顿　　　图 4　胆囊颈部结石液电碎石

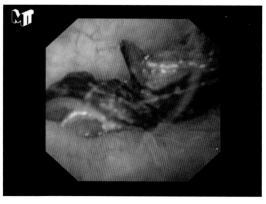

图 5　胆囊颈部结石碎石后逐一用网篮取出

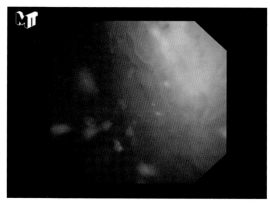

图 6　进入胆囊后充分观察胆囊壁，可见泥沙样结石

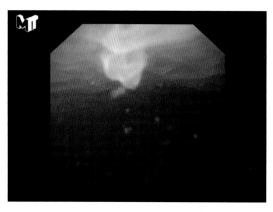

图 7　应用甲硝唑生理盐水冲洗后观察胆囊壁息肉样隆起

■ 诊断

胆总管结石　胆囊结石　胆囊息肉

■ 结果

通过液电能量碎石将胆囊颈部嵌顿的结石击碎并取出，eyeMAX 洞察导管进入胆囊，应用甲硝唑生理盐水反复灌洗，清晰观察胆囊腔内情况，后于胆管内留置塑料支架引流。

■ 操作技巧

该病例插入 eyeMAX 洞察导管到达胆囊颈部，可见结石嵌顿，通过能量碎石的方式将结石击碎并取出。因结石嵌顿，胆囊颈部直径较宽，eyeMAX 洞察导管可以顺利通过，所以未对胆囊颈部采用过多扩张的方法。

■ 视频

病例 12：胆总管多发结石，胆囊多发结石

■ 病史摘要

患者，男性，87 岁，主因"尿黄、皮肤、巩膜黄染 1 周"入院。

现病史：患者于 1 周前无明显诱因出现尿色加深，呈浓茶色，伴皮肤、巩膜黄染，无恶心，无呕吐，无发热、寒战，无腹痛、腹胀，无皮肤瘙痒，就诊于我院门诊，查消化系彩超提示肝弥漫性改变（考虑轻度脂肪肝）、胆囊壁增厚、胆囊多发结石、胆总管上段内径稍增宽，现为求进一步诊治入我院治疗。

既往史：冠心病、心房颤动病史多年，未予治疗。2 型糖尿病病史 1 年，未予治疗，未规律监测血糖。2 个月前曾行胆囊穿刺术，后引流管脱落，未予特殊处理。

查体：全身皮肤、黏膜及巩膜黄染，全腹软，无压痛，无反跳痛及肌紧张。

■ 辅助检查

血常规 +CRP：白细胞计数 5.2×10^9 /L，中性粒细胞百分比 52.4%，超敏 C 反应蛋白 6.97 mg /L。

降钙素原：0.06 ng / mL。

肝功能：丙氨酸氨基转移酶 50.5 U /L，天门冬氨酸氨基转移酶 29.4 U /L，总胆红素 138.1 µmol /L，直接胆红素 101.1 µmol /L。

余化验检测未见明显异常。

胆道增强 MR：胆囊多发结石，胆囊炎；壶腹区低信号灶，伪影（？），邻近胆总管结构局部显示不清。

MRCP：胆囊多发结石，胆囊炎。

■ 初步诊断

胆总管结石（？）　胆囊炎　胆囊结石

排除禁忌后，行 ERCP。术前完善 EUS 示：胆总管腔内可见强回声光团，后伴声影；胆囊壁增厚，可见多个强回声光团，后伴声影（图 1、图 2）。

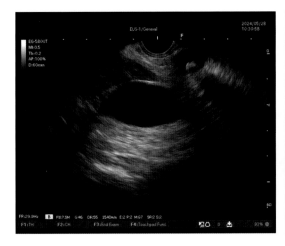

图 1　胆总管末端可见强回声光团，后伴声影

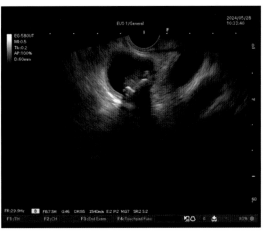

图 2　胆囊壁增厚，可见多个强回声光团，后伴声影

为明确胆总管、胆囊内情况，常规 ERCP 取石后插入 eyeMAX 洞察成像系统。

■ eyeMAX 洞察所见

常规 ERCP 取石后插入 eyeMAX 洞察导管，可见胆囊颈部迂曲，应用 4 ～ 6 mm 直视球囊扩张（图 3），继续进镜至胆囊，胆囊内可见多发结石，应用甲硝唑生理盐水冲洗胆囊，插入子母网篮取出胆囊结石（图 4- 图 7）。留置导丝于胆管内，并于 X 线监视下置入双猪尾支架。

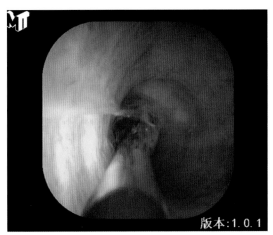

图 3　球囊扩张胆囊颈部

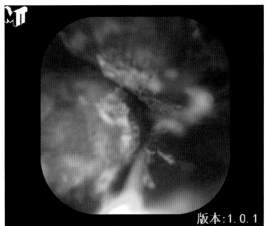

图 4　胆囊内可见多发结石

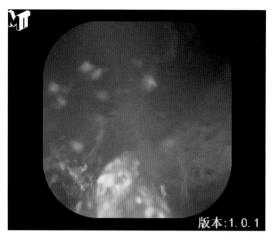

图 5 胆囊内壁可见网格状结构

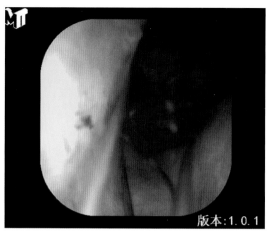

图 6 插入子母网篮取出胆囊结石

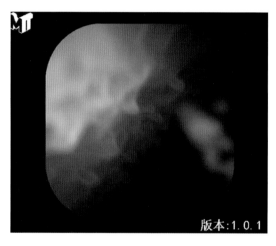

图 7 胆囊壁可见网格状结构

■ 诊断

胆总管多发结石　胆囊多发结石

■ 结果

ERCP 联合 eyeMAX 洞察成像系统检查 + 胆道结石取石术 + 胆道、胆囊灌洗术 + 胆囊颈管扩张术 + 胆囊结石取石术 + 胆道支架置入术。

■ 操作技巧

该病例胆囊多发结石，胆囊颈部迂曲，遂通过直视球囊进行扩张，扩张后方可通过导管及网篮进行取石。

■ 视频

病例 13：胆总管结石，胆囊结石

■ **病史摘要**

患者，男性，63 岁，主因"持续性中上腹痛 10 余天，加重 1 天"入院。

现病史：患者于 10 天前无明显诱因出现上腹部疼痛，以右上腹部为主，呈持续性绞痛，伴腰背部放射痛，伴恶心，无呕吐，伴纳差，未给予重视及治疗，1 天前上述症状加重，就诊于外院，查腹部 CT 提示胆囊炎伴周围渗出、胆囊结石、胰腺改变、胰腺炎可能性大。患者现为求进一步诊治入我院治疗。

既往史：9 个月前因骨盆及肋骨外伤行手术治疗。

查体：全腹软，右上腹部及剑突下压痛，无反跳痛及肌紧张。

■ **辅助检查**

血常规 +CRP：白细胞计数 4.7×10^9 /L，中性粒细胞百分比 88.5%，超敏 C 反应蛋白 46.37 mg /L。

降钙素原：0.07 ng / mL。

肝功能：丙氨酸氨基转移酶 69.7 U /L，天门冬氨酸氨基转移酶 62.0 U /L，直接胆红素 8.4 µmol /L。

淀粉酶 720 U /L，脂肪酶 715 U /L。

术前八项、心肌损害五项、凝血功能等化验检查未见明显异常。

■ **初步诊断**

胆总管结石　胆囊炎　胆囊结石　急性胰腺炎

排除禁忌后，行 ERCP。术前完善 EUS 示：胆总管腔内可见强回声光团，后伴声影；胆囊体积增大，腔内可见大量絮状强回声及强回声光团，后伴声影（图 1）。

为明确胆总管、胆囊内情况，常规 ERCP 取石后插入 eyeMAX 洞察成像系统。

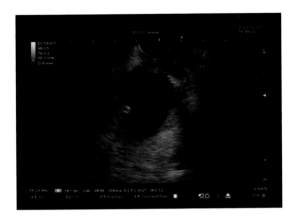

图 1　胆囊腔内可见大量絮状强回声及强回声光团，后伴声影

■ eyeMAX 洞察所见

常规 ERCP 取石后 eyeMAX 洞察导管进镜至胆囊，胆囊内可见多发结石及黑色泥沙样结石，应用甲硝唑生理盐水冲洗胆囊。留置导丝于胆囊内，在 X 线监视下留置剪断的 14 cm 鼻胆管于胆囊内充当支架引流（图 2- 图 5）。

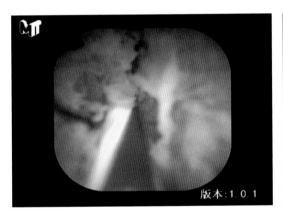 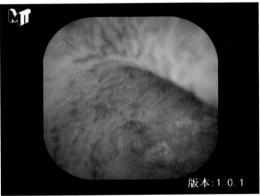

图 2　eyeMAX 洞察导管在导丝引导下进入胆囊颈部　图 3　胆囊壁呈网格状结构

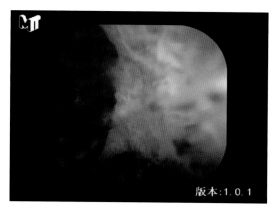

图 4　胆囊腔内可见多发结石　　　　　　　　图 5　胆囊内多发结石

■ 诊断

胆总管结石　胆囊结石

■ 结果

ERCP 联合 eyeMAX 洞察成像系统检查 + 胆道结石取石术 + 胆囊灌洗术 + 胆囊支架引流术。

■ 视频

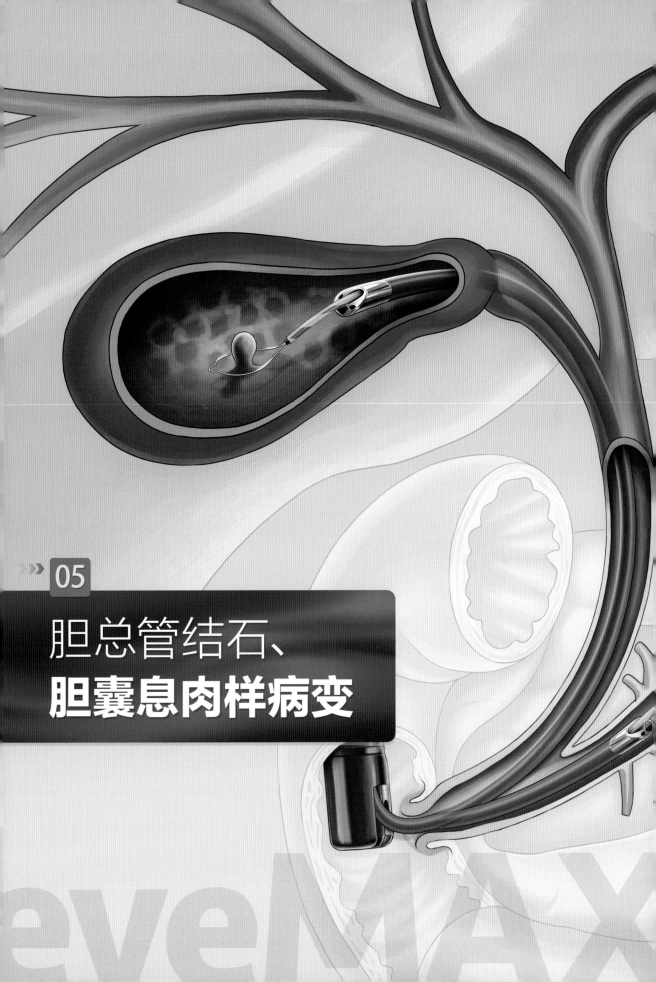

05

胆总管结石、
胆囊息肉样病变

病例 1：十二指肠乳头 – 壶腹部占位性病变，胆囊息肉，胆囊炎

■ 病史摘要

患者，女性，76 岁，主因"尿色加深 1 个月，皮肤、巩膜黄染 2 周"来院。

现病史：患者 1 个月前自觉尿色加深，呈浓茶色，未予重视，伴皮肤瘙痒，偶有恶心，无呕吐，伴反酸、胃灼热，无畏寒、发热，2 周前自觉皮肤、巩膜黄染，今为求进一步诊治来我院，门诊收入院。病程中患者食欲差，睡眠差，尿黄，有排便、排气，平时每日排黄色成形便 1 次，无黏液脓血便，无里急后重感，有咳嗽、咳痰，无胸闷、气短，无心悸，近半年体重无明显减轻。

既往史：糖尿病史 20 年，使用胰岛素控制血糖，血糖控制尚可。高血压病 20 余年，口服药物控制血压，血压控制尚可。

查体：皮肤、巩膜黄染，腹部平坦，全腹软，无压痛。

■ 辅助检查

肝功能：丙氨酸氨基转移酶 188.2 U/L，天门冬氨酸氨基转移酶 192.1 U/L，球蛋白 40.1 g/L，总胆红素 59.1 μmol/L，直接胆红素 40.0 μmol/L，间接胆红素 19.1 μmol/L，谷氨酰胺转肽酶 1 174 U/L，碱性磷酸酶 727.0 U/L，总胆汁酸 31.9 μmol/L。

消化系彩超：肝弥漫性改变；肝内外胆管扩张；胆囊增大；胆囊炎；胆囊壁胆固醇结晶。

肺 CT：双肺少许慢性炎症；右肺中叶肺大疱；主动脉及冠脉动脉硬化。

评估患者病情后，行 ERCP 联合 eyeMAX 洞察成像系统诊治。术前完善 EUS 示：十二指肠乳头 – 壶腹部占位性病变，胆囊炎，胆囊息肉（图 1、图 2）。

■ 初步诊断

十二指肠乳头 – 壶腹部占位性病变　　胆囊息肉　　胆囊炎

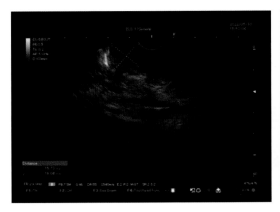 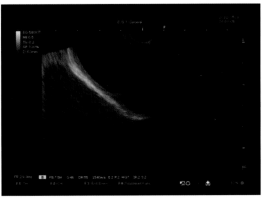

图 1 胆总管末端、十二指肠乳头 – 壶腹部见不规则低回声光团

图 2 胆囊体积增大，胆囊壁呈双层结构，可见息肉样隆起

■ eyeMAX 洞察所见

胆总管末端、十二指肠乳头 – 壶腹部占位性病变（图 3、图 4），eyeMAX 洞察导管在导丝引导下进入胆囊，观察胆囊壁及胆囊腔内情况，腔内见泥沙样结石及胆囊息肉（图 5- 图 10）。应用甲硝唑生理盐水反复灌洗胆囊，可见泥沙样结石及墨绿色胆汁流出，充分观察胆囊壁，内部可见息肉样隆起，电凝切除（图 11）。于胆总管内留置导丝，导丝引导下置入金属支架。

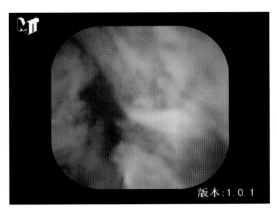 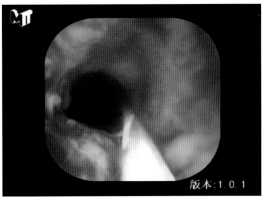

图 3 胆总管末端、十二指肠壁内段管壁可见隆起性病变，狭窄

图 4 eyeMAX 洞察导管沿着导丝经过胆总管末端狭窄处

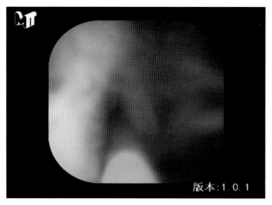

图5　eyeMAX 洞察导管可见胆囊管开口，沿着导丝进入胆囊管

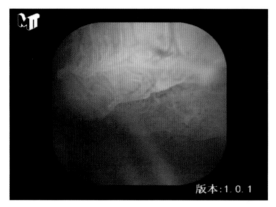

图6　eyeMAX 洞察导管进入胆囊腔内，可见墨绿色胆汁

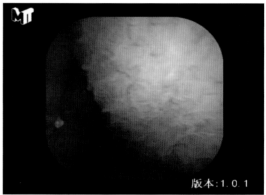

图7　eyeMAX 洞察导管进入胆囊腔内，应用甲硝唑生理盐水反复灌洗

图8　eyeMAX 洞察导管进入胆囊腔内，灌洗后清晰观察胆囊壁

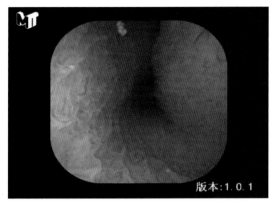 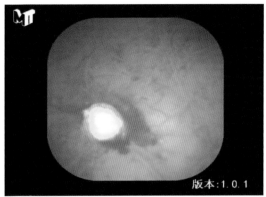

图 9　eyeMAX 洞察导管进入胆囊腔内，可见远处　图 10　eyeMAX 洞察导管贴近胆固醇息肉
胆囊壁胆固醇息肉

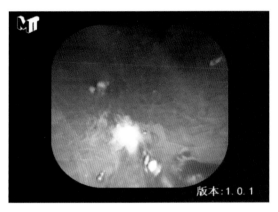

图 11　eyeMAX 洞察导管工作管道插入热活检钳，
钳夹息肉进行电凝切除

■ 诊断

十二指肠乳头 – 壶腹部占位性病变　胆囊息肉　胆囊炎

■ 操作技巧

该病例为十二指肠乳头 – 壶腹部占位性病变导致胆道梗阻，引起胆道扩张、胆囊管扩张。eyeMAX 洞察导管可直接进入胆囊，冲洗胆囊，直视观察胆囊息肉，通过 eyeMAX 洞察成像系统相关配件将胆囊息肉一并切除，为胆囊息肉的治疗又提供了一个新的思路。

■ 视频

病例 2：胆总管结石，胆囊颈部结石，胆囊息肉

■ 病史摘要

患者，男性，76 岁，主因"寒战、发热伴皮肤、巩膜黄染 20 天"入院。

现病史：患者于 20 天前无明显诱因出现寒战、发热，最高体温 39 ℃，伴皮肤、巩膜黄染，伴腹痛，以上腹部为主，伴恶心、呕吐，排尿色黄，就诊于外院，行腹部超声提示胆总管上段扩张、左肝内二级胆管稍宽、胆囊结石、胆囊壁毛糙。患者现为求进一步诊治收入我院。患者自发病以来纳差，小便色黄，睡眠尚可。

既往史：2 型糖尿病病史 30 余年，自诉血糖控制不佳。4 个月前因"胆囊窝脓肿、腹腔脓肿"于我科住院行超声引导下穿刺引流治疗。

查体：皮肤、巩膜黄染，腹部无膨隆，腹软，中上腹及下腹部压痛，无反跳痛及肌紧张。

■ 入院后行辅助检查

血常规：白细胞计数 5.1×10^9/L，中性粒细胞百分比 73.3%，超敏 C 反应蛋白 63.19 mg/L。

降钙素原：2.44 ng/mL。

肝功能：丙氨酸氨基转移酶 129.1 U/L，天门冬氨酸氨基转移酶 109.3 U/L，总胆红素 106.3 μmol/L，直接胆红素 73.6 μmol/L。

MRCP：胆总管下段多发结石、继发肝内外胆管扩张，胆囊结石，胆囊炎。

■ 初步诊断

胆总管结石　胆管炎　胆囊结石　胆囊炎

排除禁忌后，行 ERCP+eyeMAX 洞察成像系统直视检查。术前完善 EUS 示：胆总管腔内可见强回声光团，后伴声影；胆囊颈管低位汇合，管腔内可见强回声光团，后伴声影（图 1、图 2）。

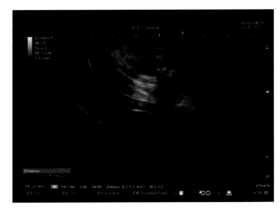
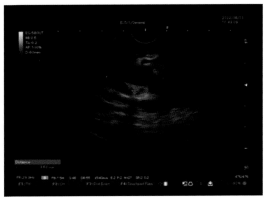

图 1 胆总管腔内可见强回声光团，后伴声影　　图 2 胆囊颈管低位汇合，胆囊颈部可见强回声光团，后伴声影

为明确胆总管、胆囊内情况，常规 ERCP 取出胆总管结石后插入 eyeMAX 洞察成像导管。

■ eyeMAX 洞察所见

eyeMAX 洞察导管于导丝引导下进入胆囊颈部，可见结石，应用子母网篮进行取石（图3- 图6），经过胆囊颈部进入胆囊，胆囊内可见泥沙样结石及胆囊息肉（图7），应用热活检钳将息肉电凝切除（图8- 图10），标本送病理。留置导丝于胆管内，X 线监视下置入双猪尾支架。

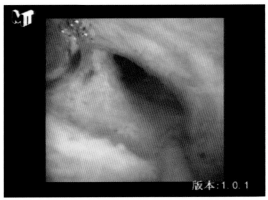
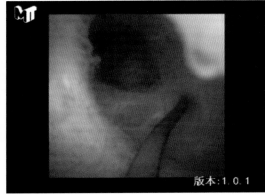

图3 eyeMAX 洞察导管进入胆总管内，可见胆囊管低位汇合　　图 4 沿着导丝进入胆囊颈部

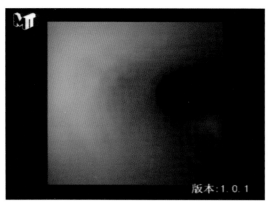

图 5　胆囊颈部中段可见结石

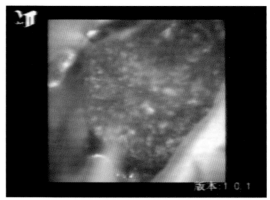

图 6　直视下插入网篮进行胆囊颈部结石取石

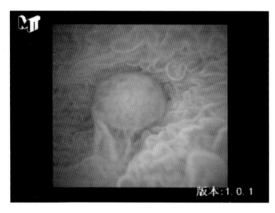

图 7　胆囊颈部结石取出后进入胆囊，可见胆囊息肉样隆起

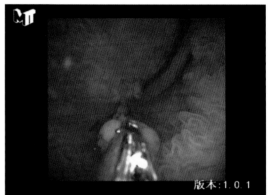

图 8　应用热活检钳，钳夹息肉样隆起，并进行电凝切除

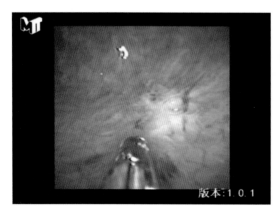

图 9　胆囊息肉样隆起电凝切除后的创面

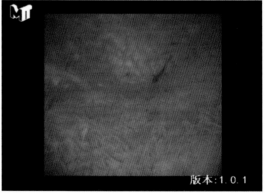

图 10　eyeMAX 洞察导管观察胆囊壁呈网格状结构

病理诊断：（胆囊息肉）送检组织中见慢性急性炎细胞浸润，部分血管内皮细胞增生，未见黏膜上皮细胞。

■ 诊断

胆总管结石　胆囊颈部结石　胆囊息肉

■ 结果

ERCP 联合 eyeMAX 洞察成像系统检查 + 胆道结石取石术 + 胆囊灌洗术 + 胆囊息肉切除术 + 胆道支架置入术。

■ 操作技巧

该病例常规进行 ERCP 取石，于胆囊内进行息肉切除。针对胆囊息肉的切除方法有很多，如电凝切除、电圈套凝切、冷圈套切除等，但电凝切除可有利于标本的回收。

■ 视频

病例3：胆总管结石，胆管炎，胆囊炎，胆囊泥沙样结石，胆囊息肉

■ 病史摘要

患者，男性，80 岁，主因"腹痛，伴恶心、呕吐、发热 1 周"入院。

现病史：患者于 1 周前无明显诱因间断出现腹部疼痛，性质为钝痛，以中上腹为主，无放射痛，进食油腻食物后疼痛加重，伴恶心、呕吐，呕吐物为胃内容物，伴纳差，伴发热，体温最高达 38.5 ℃，无寒战，伴皮肤瘙痒，就诊于外院，行腹部 CT 检查提示胆总管结石伴胆管扩张、胆囊炎，应用"左氧氟沙星"等药物后症状较前稍缓解。患者现为求进一步诊治收入我科。患者精神可，饮食差，小便色深，大便排便量少，体重近期无变化。

既往史：冠心病病史 50 年，口服"复方丹参片"等药物治疗。高血压病史 6 年，口服降压药物治疗（具体不详），自诉血压控制欠佳。肾衰竭病史 6 年，目前规律血液透析治疗。

查体：全身皮肤、黏膜及巩膜无黄染，全腹软，中上腹部压痛，无反跳痛及肌紧张。

■ 辅助检查

血常规 +CRP：白细胞计数 6.9×10^9/L，中性粒细胞百分比 75.7%，超敏 C 反应蛋白 34.87 mg/L。

降钙素原：0.96 ng/mL。

肌酐：643.2 μmol/L。

肝功能：丙氨酸氨基转移酶 26.2 U/L，天门冬氨酸氨基转移酶 42.8 U/L，总胆红素 18.6 μmol/L，直接胆红素 14.3 μmol/L。

术前八项、心肌损害五项、凝血功能、离子全项检测未见明显异常。

■ 初步诊断

胆总管结石　胆管炎　胆囊炎

排除禁忌后，行 ERCP。

■ eyeMAX 洞察所见

胆总管内可见结石，导丝引导下应用液电碎石（图 1），插入取石网篮取石，应用甲硝唑生理盐水冲洗，继续进镜至胆囊颈部（图 2、图 3），应用球囊扩张胆囊颈部（图 4），沿胆囊颈部继续进入胆囊，冲洗出少量泥沙样结石，胆囊腔内可见直径约 0.8 cm 息肉样隆起，表面欠光滑，可见异常微血管结构（图 5- 图 9）。将导丝留置于胆管，X 线监视下置入双猪尾支架。

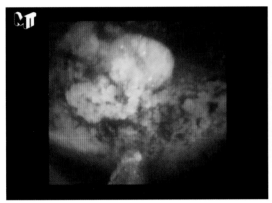

图 1　导丝引导下应用液电行胆总管结石碎石

图 2　eyeMAX 洞察导管可见胆囊管开口

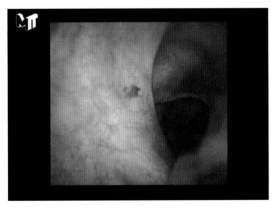

图 3　通过胆囊颈部直视将导丝置入胆囊腔内

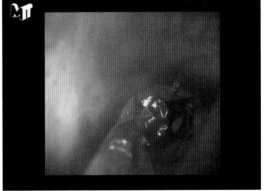

图 4　eyeMAX 洞察导管直视用 6 mm 球囊扩张胆囊颈部

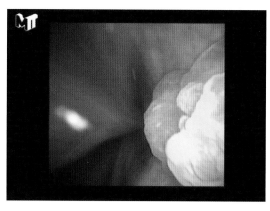

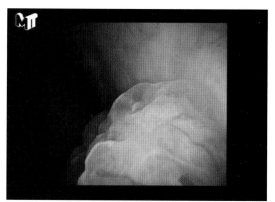

图5 胆囊颈部扩张后 eyeMAX 洞察导管进入胆囊，可见胆囊壁息肉样隆起

图6 eyeMAX 洞察导管贴近息肉

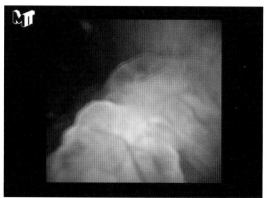

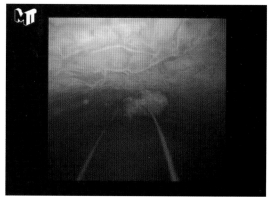

图7 息肉样隆起可见粗大血管

图8 eyeMAX 洞察导管进入胆囊底部可见泥沙样结石

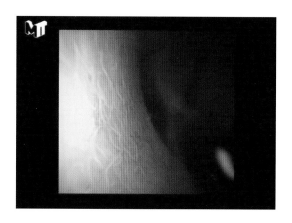

图9 eyeMAX 洞察导管观察胆囊壁呈网格状结构

■ 诊断

胆总管结石　胆管炎　胆囊炎　胆囊泥沙样结石　胆囊息肉

■ 结果

ERCP 联合 eyeMAX 洞察成像系统检查 + 胆道结石取石术 + 胆囊灌洗术 + 胆道支架置入术。

■ 操作技巧

该病例通过直视球囊进行胆囊颈部扩张，进入胆囊内对胆囊进行了直视诊断，该息肉并不能通过现有的技术将其切除，且直视下诊断考虑该息肉样隆起应追加外科手术治疗。

■ 视频

病例 4： 胆总管结石，胆囊结石，胆囊息肉

■ **病史摘要**

患者，女性，53岁，主因"间断性恶心9天"来院。

现病史： 患者于9天前无明显诱因出现恶心，无呕吐，伴畏寒，无发热，伴反酸、胃灼热，无口苦、厌油，无尿黄，无腹胀，未系统治疗。患者今为求进一步诊治而来我院，门诊收入我科。病程中患者食欲差，睡眠差，尿黄，有排便、排气，平时每日排黄色成形便1次，无黏液脓血便，无里急后重感，无咳嗽、咳痰，无胸闷、气短，无心悸，近半年体重无明显变化。

既往史： 胆石病史6个月，阑尾炎术后20年。

查体： 腹部平坦，可见陈旧性手术瘢痕，中上腹压痛。

■ **辅助检查**

消化系彩超：肝弥漫性改变；肝内胆管结石伴扩张；肝右叶高回声结节（建议进一步检查）；胆囊增大；胆囊息肉样改变；胆总管上端结石伴扩张；脾大；脾静脉内径增宽；脾门静脉内径增宽。

肝功能：谷氨酰胺转肽酶87 U/L，余未见异常。

■ **初步诊断**

胆总管结石

评估患者病情后，行 ERCP 联合 eyeMAX 洞察成像系统诊治。术前完善 EUS 示：胆总管结石（图1）。

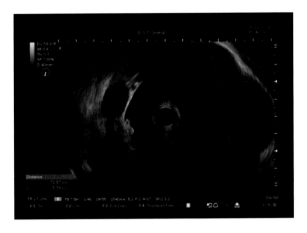

图 1 胆总管内可见强回声光团，后伴声影；胆囊体积
增大，胆囊壁可见强回声光团，后无声影

■ eyeMAX 洞察所见

常规 ERCP 取石后，eyeMAX 洞察导管在导丝引导下至胆囊颈部（图 2- 图 4），洞察导管进入胆囊内，充分观察胆囊壁结构，应用甲硝唑生理盐水冲洗胆囊，可见泥沙样结石及息肉样隆起（图 5- 图 7），电凝切除胆囊息肉（图 8- 图 10）。

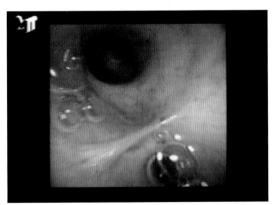

图 2 eyeMAX 洞察导管可见胆囊管

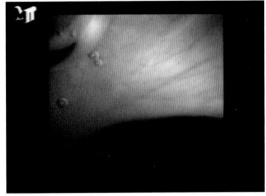

图 3 eyeMAX 洞察导管沿着胆囊颈部进入

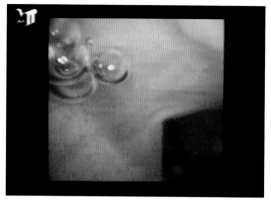

图 4 eyeMAX 洞察导管沿着导丝逐步进入胆囊颈部

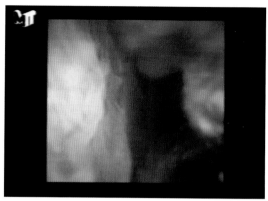

图 5 eyeMAX 洞察导管进入胆囊内，充分观察可见胆囊内泥沙样结石

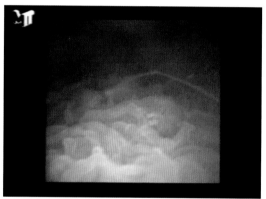

图 6 应用甲硝唑生理盐水冲洗后，充分观察胆囊壁呈网格状结构

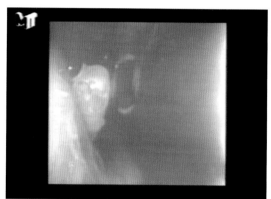

图 7 进入胆囊内可见息肉样隆起

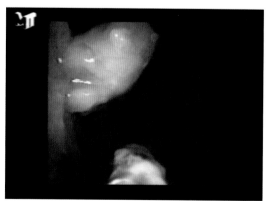

图 8 电凝切除息肉

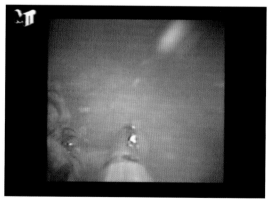

图 9 电凝切除息肉

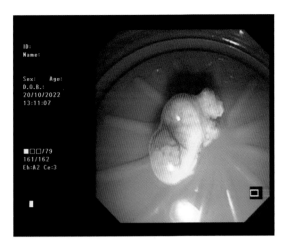

图 10 胆囊息肉切除后的大体标本

■ **诊断**

胆总管结石　胆囊结石　胆囊息肉

■ **结果**

应用甲硝唑生理盐水反复灌洗胆囊，用取石网篮将胆总管结石取出，将胆囊内泥沙样结石灌洗冲出，充分观察胆囊壁，可见息肉样病变，给予电凝切除，在导丝引导下于胆管内置入双猪尾支架。胆囊息肉术后病理：胆囊腺瘤性息肉。

■ **操作技巧**

胆囊息肉通过热活检钳进行电凝切除，而未选择通过圈套器及冷切的方式进行处理，防止出血。

■ **视频**

病例 5：急性胰腺炎，胆总管结石，胆囊炎，胆囊泥沙样结石，胆囊息肉

■ **病史摘要**

患者，男性，56 岁，主因"腹痛 2 天"入院。

现病史：患者于 2 天前无明显诱因出现持续性腹部胀痛，疼痛剧烈，不伴腰背部放射痛，伴大汗，无恶心、呕吐，无发热、寒战，于当地诊所进行药物治疗后（具体不详）症状无明显缓解，就诊于我院急诊。查腹部 CT 提示胰腺炎伴周围渗出性改变、胆总管下段结石、胆囊增大，考虑肝左叶囊肿，诊断为"急性胰腺炎，胆总管结石"，为求进一步诊治收入我科。自发病以来患者一般状况可，饮食、睡眠欠佳，小便色深黄，有排气、排便，近期体重无明显变化。

既往史：腔隙性脑梗死病史 2 年，遗留左侧肢体麻木，规律口服"阿司匹林、阿托伐他汀"，近 1 个月停药。2 型糖尿病病史 1 年，使用甘精胰岛素降糖治疗，自诉血糖控制可。

查体：全身皮肤、黏膜及巩膜未见黄染，腹软，全腹压痛，无反跳痛及肌紧张。

■ **辅助检查**

血常规 +CRP：白细胞计数 13.1×10^9 /L，中性粒细胞百分比 86%，超敏 C 反应蛋白 3.7 mg /L。

肝功能：丙氨酸氨基转移酶 45.9 U /L，天门冬氨酸氨基转移酶 32 U /L，总胆红素 6.4 μmol /L，直接胆红素 8.6 μmol /L。

淀粉酶 1 411 U /L，脂肪酶 421.4 U /L。

术前八项、心肌损害五项、凝血功能、离子全项检测未见明显异常。

■ **初步诊断**

急性胰腺炎　胆总管结石　胆囊炎

排除禁忌后，行 ERCP。术前完善 EUS 示：胆囊息肉样隆起，胆总管结石（图 1）。

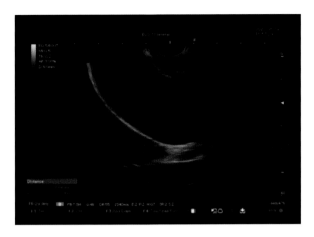

图 1　胆囊壁可见强回声光团，不伴声影

常规 ERCP 取石后插入 eyeMAX 洞察成像系统。

■ eyeMAX 洞察所见

eyeMAX 洞察导管经过胆囊颈部进入胆囊，胆囊内可见泥沙样结石及息肉，电凝切除息肉，标本送病理，应用甲硝唑生理盐水冲洗胆囊。留置导丝于胆管内，X 线监视下置入双猪尾支架（图 2- 图 6）。

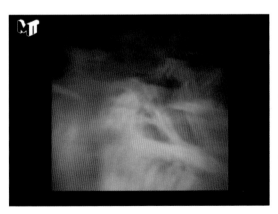

图 2　胆囊可见壁间结石

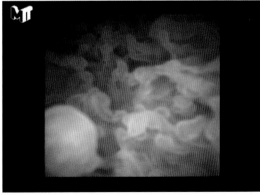

图 3　胆囊壁呈网格状结构，轻度水肿、充血

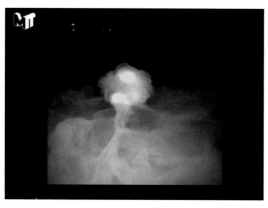

图 4　胆囊壁息肉样隆起

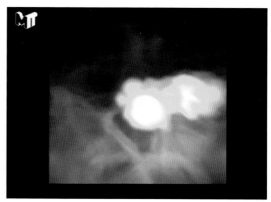

图 5　胆囊壁息肉近距离观察

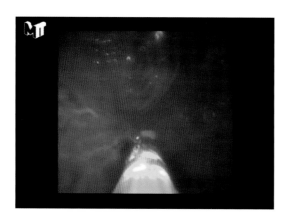

图 6　应用热活检钳将息肉电凝切除

■ 诊断

急性胰腺炎　胆总管结石　胆囊炎　胆囊泥沙样结石　胆囊息肉

■ 结果

ERCP 联合 eyeMAX 洞察成像系统检查 + 胆道结石取石术 + 胆囊灌洗术 + 胆囊息肉切除术 + 胆道支架置入术。

■ 病理结果

（胆囊）极少许黏膜上皮及间质组织，请结合临床综合评估或再次取材送检。

■ 视频

病例 6: 胆总管结石，胆囊结石，胆囊炎，胆囊胆固醇性息肉

■ 病史摘要

患者，女性，61 岁，主因"间断中上腹胀痛 3 天"入院。

现病史：患者于 3 天前进食油腻食物后出现中上腹疼痛，呈间断性胀痛，无腰背部放射痛，伴恶心，无呕吐，无发热、寒战，伴反酸、胃灼热，伴口苦，自行口服药物治疗（具体不详），症状未见明显缓解，就诊于外院，查腹部 CT 提示胆囊炎、胆囊结石、肝内外胆管扩张，诊断为"胆总管结石，胆囊炎，胆囊结石"，为求进一步诊治收入我科。患者自发病以来，精神、饮食、睡眠差，二便正常，近期体重无明显变化。

既往史：甲状腺功能减退症病史 5 年。阑尾手术史 30 年。

查体：全身皮肤、黏膜及巩膜未见黄染，腹部可见手术瘢痕，全腹软，右上腹部压痛，无反跳痛及肌紧张。

■ 辅助检查

血常规 +CRP：白细胞计数 5.4×10^9/L、中性粒细胞百分比 69.4%、超敏 C 反应蛋白 29.11 mg /L。

降钙素原：0.41ng / mL。

肝功能：丙氨酸氨基转移酶 226.82 U /L、天门冬氨酸氨基转移酶 103.8 U /L、总胆红素 27.4 μmol /L、直接胆红素 14.1 μmol /L。

术前八项、心肌损害五项、凝血功能、离子全项检测未见明显异常。

■ 初步诊断

胆总管结石　胆囊炎　胆囊结石

排除禁忌后，行 ERCP。术前完善 EUS 示：胆总管腔内可见强回声光团，后伴声影；胆囊腔内可见强回声光团，后伴声影（图 1）。

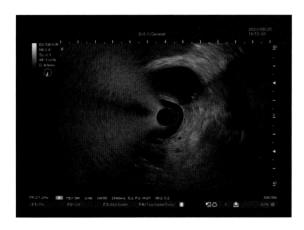

图 1 胆囊腔内可见强回声光团，后伴声影

常规 ERCP 取石后插入 eyeMAX 洞察成像系统。

■ eyeMAX 洞察所见

eyeMAX 洞察导管经过胆囊颈部进入胆囊，胆囊内可见多发结石（图 2），胆囊腔内可见带蒂息肉样隆起（图 3、图 4），应用高频圈套电切（图 5），标本送病理。将导丝留置于胆管，X 线监视下置入双猪尾支架，于胰管内置入胰管支架。

■ 诊断

胆总管结石　胆囊结石　胆囊炎　胆囊胆固醇性息肉

■ 结果

ERCP 联合 eyeMAX 洞察成像系统检查＋胆道结石取石术＋胆囊灌洗术＋胆囊息肉高频圈套电切术＋胆管、胰管支架置入术。

■ 病理结果

（胆囊）符合胆固醇性息肉，部分上皮细胞不典型增生，请结合临床。

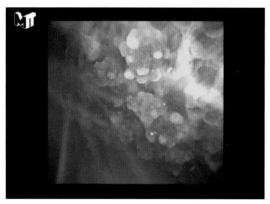

图 2 胆囊内可见多发结石

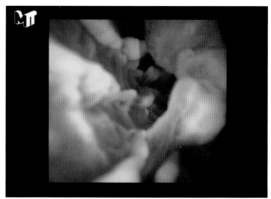

图 3 胆囊腔内可见带蒂息肉样隆起

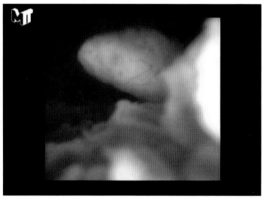

图 4 胆囊腔内可见带蒂息肉样隆起

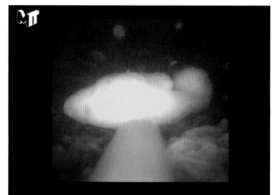

图 5 应用高频圈套电切胆囊息肉

■ 视频

病例 7：胆总管结石，胆管息肉，胆囊胆固醇性息肉

■ 病史摘要

患者，男性，55 岁，主因"腹痛伴发热 1 周"来院。

现病史：患者于 1 周前无明显诱因出现腹部疼痛，性质为钝痛，呈持续性，以中上腹为主，不伴腰背部放射痛，伴发热，体温最高达 37.6 ℃，伴畏寒，无寒战，无恶心、呕吐，为求进一步诊治入院，以"腹痛待查"收入我科。病程中患者一般状态尚可，饮食一般，无心悸、气短，无心前区不适，睡眠可，小便颜色深、量正常，大便正常，近期体重未见明显变化。

既往史：2 个月前因肝损害入院治疗。

查体：全腹软，无胃肠型及蠕动波，右上腹及中上腹压痛。

■ 辅助检查

MRCP：胆总管结石，胆囊炎，考虑胆囊点状小结石或息肉样改变，双肾囊性灶。

肝功能：丙氨酸氨基转移酶 479.0 U/L，天门冬氨酸氨基转移酶 514.5 U/L，直接胆红素 17.7 μmol/L，谷氨酰胺转肽酶 323 U/L。

血常规：中性粒细胞百分比 85.2%，中性粒细胞绝对值 6.39×10^9/L，超敏 C 反应蛋白 9.41 mg/L。

■ 初步诊断

胆总管结石　胆囊息肉　胆囊炎

评估患者病情后，行 ERCP 联合 eyeMAX 洞察成像系统诊治。

■ eyeMAX 洞察所见

胆总管内可见结石，胆管内可见息肉，应用网篮取出结石，并于内镜下切除息肉（图 1、图 2），eyeMAX 洞察导管在导丝引导下经胆囊颈部进入胆囊，充分观察胆囊壁结构，应用甲硝唑生理盐水冲洗胆囊，可见胆固醇结晶（图 3- 图 5）。

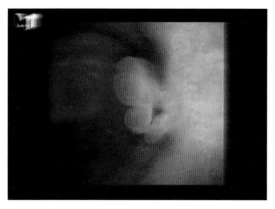

图 1　eyeMAX 洞察导管远观胆管壁息肉样隆起

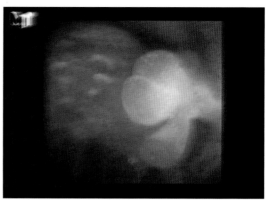

图 2　eyeMAX 洞察导管近观胆管壁息肉样隆起

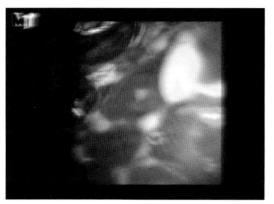

图 3　在导丝引导下经过胆囊颈部进入胆囊，可见胆囊壁胆固醇结晶

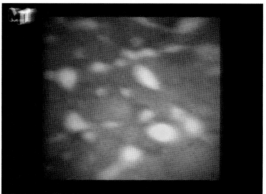

图 4　应用甲硝唑生理盐水灌洗，可见多发胆固醇结晶

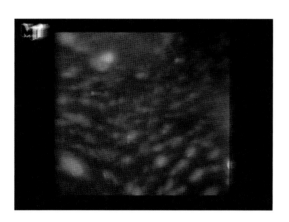

图 5　洞察导管进入胆囊内观察，灌洗后远观胆囊壁

■ 诊断

胆总管结石　胆管息肉　胆囊胆固醇性息肉

■ 结果

应用甲硝唑生理盐水反复灌洗胆囊，充分观察胆囊壁可见胆囊壁胆固醇结晶。胆管息肉病理提示：炎性细胞浸润。

■ 视频

病例 8：胆总管结石，胆囊炎，胆囊结石，胆囊胆固醇性息肉

■ 病史摘要

患者，男性，46 岁，主因"间断中上腹部胀痛 1 个月"入院。

现病史：患者于 1 个月前无明显诱因出现中上腹疼痛，呈间断性胀痛，疼痛可放射至肩背部，伴恶心，无呕吐，伴畏寒、发热，未测体温，伴反酸、胃灼热，伴纳差，就诊于我院门诊。消化系彩超提示肝弥漫性改变、肝左叶偏强回声结节（考虑血管瘤，建议增强影像检查）、胆总管结石伴扩张、胆囊壁增厚、胆囊结石、胆囊壁胆固醇结晶，诊断为"胆总管结石，胆囊炎，胆囊结石"，为求进一步诊治入我院治疗。患者自发病以来精神可，饮食、睡眠差，二便正常。

既往史：高血压病史 7 年，未规律口服药物治疗。青霉素过敏史。

查体：全身皮肤、黏膜及巩膜未见黄染，全腹软，中上腹部压痛，无反跳痛及肌紧张。

■ 辅助检查

血常规 +CRP：白细胞计数 6.4×10^9/L，中性粒细胞百分比 58.7%，超敏 C 反应蛋白 12.42 mg/L。

降钙素原：0.09 ng/mL。

肝功能：丙氨酸氨基转移酶 236.3 U/L，天门冬氨酸氨基转移酶 79.5 U/L，总胆红素 22 μmol/L，直接胆红素 13.6 μmol/L。

术前八项、心肌损害五项、凝血功能、离子全项检测未见明显异常。

■ 初步诊断

胆总管结石　胆囊结石　胆囊炎

排除禁忌后，行 ERCP。术前完善 EUS 示：胆总管腔内可见强回声光团，后伴声影；胆囊腔内可见多发强回声光团，后伴声影（图 1）。

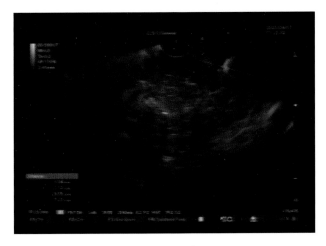

图 1　胆总管可见强回声光团，后伴声影

为明确胆总管、胆囊内情况，常规 ERCP 取石后插入 eyeMAX 洞察成像系统。

■ eyeMAX 洞察所见

eyeMAX 洞察导管在导丝引导下进入胆囊，应用甲硝唑生理盐水冲洗胆囊，胆囊内壁可见胆固醇性息肉（图 2- 图 8），将导丝留置于胆管内，置入双猪尾支架。

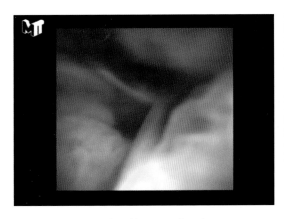

图 2　eyeMAX 洞察导管可见胆囊颈部

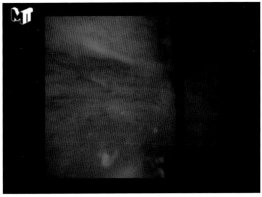

图 3　eyeMAX 洞察导管在导丝引导下进入胆囊

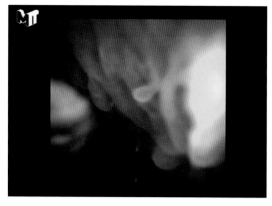

图 4 胆囊壁结构

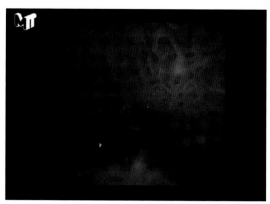

图 5 应用甲硝唑生理盐水灌洗，可见胆汁呈墨绿色

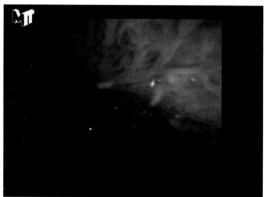

图 6 胆囊壁呈网格状结构

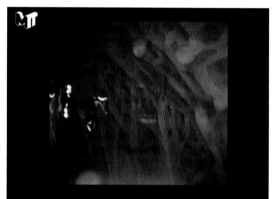

图 7 胆囊壁可见胆固醇性息肉

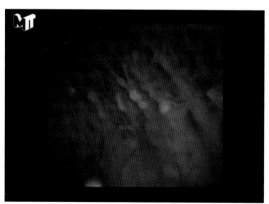

图 8 胆囊可见多发胆固醇息肉

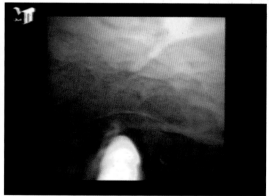

图 9 胆囊壁水肿较前减轻

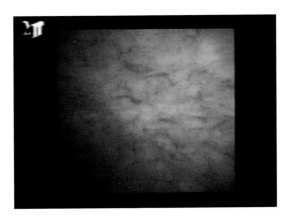

图 10　胆囊壁血管纹理清晰

■ 诊断

胆总管结石　胆囊炎　胆囊结石　胆囊胆固醇性息肉

■ 结果

ERCP 联合 eyeMAX 洞察成像系统检查 + 胆道结石取石术 + 胆囊灌洗术 + 胆道支架置入术。

■ 视频

■ 复查

患者于 2 个月后行 ERCP+eyeMAX 洞察胆道镜复查，拔除支架后，在导丝引导下插入 eyeMAX 洞察导管，经过胆囊颈部进入胆囊，应用甲硝唑生理盐水冲洗胆囊，胆囊内壁稍水肿（图 9、图 10）。

病例9：胆总管结石，胆囊炎，胆囊泥沙样结石，胆囊颈部息肉样隆起

■ 病史摘要

患者，男性，65岁，主因"间断性上腹部疼痛20余天"入院。

现病史：患者于20余天前无明显诱因出现上腹部疼痛，伴腹胀，伴恶心、呕吐，呕吐物为胃内容物，伴腹泻，无黏液脓血便，就诊于外院，查腹部CT提示十二指肠球部前外侧异常密度影、感染性病变可能、肝门区淋巴结肿大、十二指肠憩室、胆囊炎、胆管炎，诊断为"胆管炎，胆囊炎"，于外院治疗（具体不详）后症状较前好转，为求进一步诊治入我科治疗。患者自发病以来精神、睡眠可，饮食欠佳，大便如上所述，小便正常，近期体重下降。

既往史：既往体健。

查体：全身皮肤、黏膜及巩膜未见黄染，全腹软，上腹部压痛，无反跳痛及肌紧张。

■ 辅助检查

血常规+CRP：白细胞计数$3×10^9$/L，中性粒细胞百分比59%，超敏C反应蛋白<0.5 mg/L。

降钙素原：0.03 ng/mL。

■ 初步诊断

胆囊炎　胆管炎

排除禁忌后，行ERCP。术前完善EUS示：胆总管腔内可见强回声光团，后伴声影；胆囊体积增大，腔内可见絮状强回声，胆囊颈部可见息肉样隆起（图1、图2）。

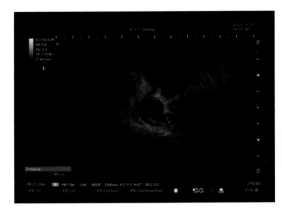
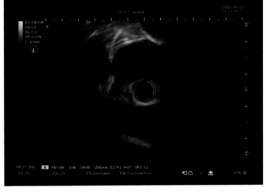

图 1　胆总管腔内可见强回声光团，后伴声影　　图 2　胆囊壁光滑

　　为明确胆总管、胆囊内情况，常规 ERCP 取石后插入 eyeMAX 洞察成像系统。

■ eyeMAX 洞察所见

　　胆囊颈部可见息肉样隆起（考虑肉芽肿形成）（图 3），继续进镜至胆囊内，可见泥沙样结石，应用甲硝唑生理盐水冲洗胆囊（图 4- 图 7）。X 线监视下置入剪断的 14 cm 鼻胆管充当支架。

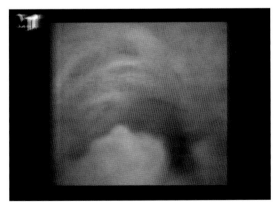
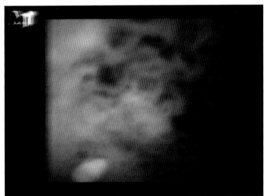

图 3　胆囊颈部可见息肉样隆起　　　　　　　图 4　胆囊壁呈网格状结构

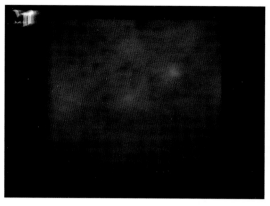
图 5　胆囊壁可见泥沙样结石附着

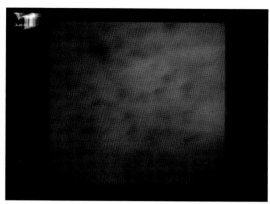
图 6　胆囊壁可见泥沙样结石附着

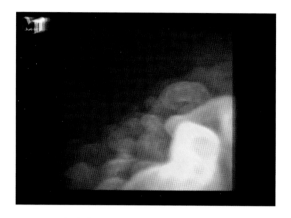
图 7　胆囊壁水肿

■ 诊断

胆总管结石　胆囊炎　胆囊泥沙样结石　胆囊颈部息肉样隆起

■ 结果

ERCP 联合 eyeMAX 洞察成像系统检查 + 胆道结石取石术 + 胆囊灌洗术 + 鼻胆管引流术。

■ 视频

病例 10： 胆总管结石，胆囊炎，胆囊结石，胆囊息肉

■ 病史摘要

患者，男性，39 岁，主因"间断性腹痛半个月"入院。

现病史： 患者于半个月前无明显诱因出现间断性腹部疼痛，主要为中上腹部胀痛，无腰背部放射性疼痛，无恶心、呕吐，无发热，未予重视及治疗，后上述症状加重，就诊于我院门诊，行腹部 CT 提示考虑肝左叶小囊肿、胆囊结石、胆囊炎、胆总管下段结石、继发上段胆总管轻度扩张，考虑左肾囊肿，诊断为"胆总管结石，胆囊炎，胆囊结石"，为求进一步诊治入我院治疗。

既往史： 既往体健。

查体： 全身皮肤、黏膜及巩膜未见黄染，全腹软，中上腹部压痛，无反跳痛及肌紧张。

■ 辅助检查

血常规 +CRP：白细胞计数 6.6×10^9/L，中性粒细胞百分比 73.3%，超敏 C 反应蛋白 4.19 mg /L。

降钙素原：0.09ng / mL。

肝功能：丙氨酸氨基转移酶 258.3 U /L，天门冬氨酸氨基转移酶 113.4 U /L，总胆红素 15.9 μmol /L，直接胆红素 3.9 μmol /L。

淀粉酶：319 U /L。

甲功三项、凝血功能、离子全项等检测未见明显异常。

■ 初步诊断

胆总管结石　胆囊炎　胆囊结石

排除禁忌后，行 ERCP。术前完善 EUS 示：胆总管腔内可见强回声光团，后伴声影（图 1）。

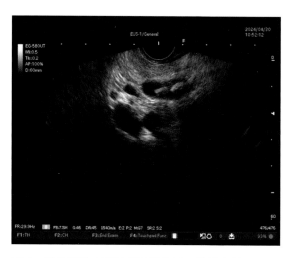

图 1 胆总管腔内可见强回声光团，后伴声影

为明确胆总管、胆囊内情况，常规 ERCP 取石后插入 eyeMAX 洞察成像系统。

■ eyeMAX 洞察所见

胆囊内壁可见网格状结构（图 2），胆囊内可见结石（图 3），插入子母网篮取出结石（图 4），应用甲硝唑生理盐水冲洗胆囊，胆囊内壁可见息肉样隆起（图 5），切除（图 6），标本送病理。留置导丝于胆管内，并于 X 线监视下留置双猪尾支架。

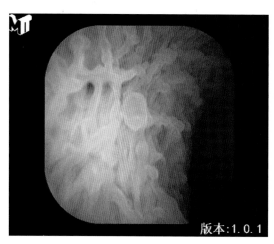

图 2 胆囊内壁可见网格状结构

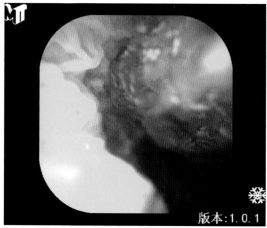

图 3 胆囊内可见结石

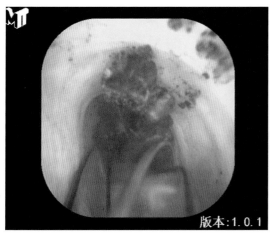

图 4　插入子母网篮取出胆囊结石

图 5　胆囊内壁可见息肉样隆起

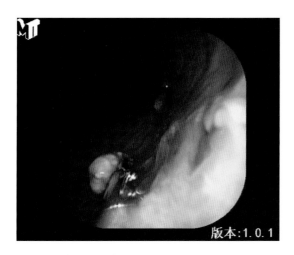

图 6　切除胆囊内壁息肉样隆起

■ **诊断**

胆总管结石　胆囊炎　胆囊结石　胆囊息肉

■ **结果**

ERCP 联合 eyeMAX 洞察成像系统检查 + 胆道结石取石术 + 胆囊灌洗术 + 胆道支架置入术 + 胆囊息肉切除术。

■ 病理结果

（胆囊）胆固醇息肉。

■ 操作技巧

该患者胆囊结石直径不大，所以未将胆囊颈部进行球囊扩张，直视通过网篮进行取石。再次进镜可见胆囊壁息肉样隆起，通过热活检钳将其电凝切除。

■ 视频

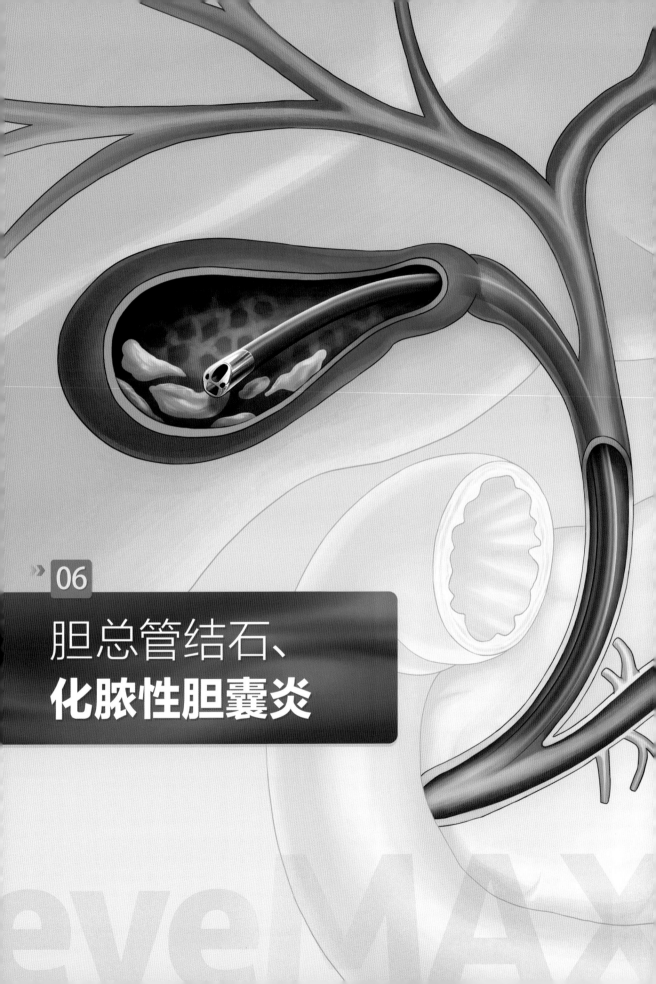

06

胆总管结石、
化脓性胆囊炎

病例 1：胆总管结石，急性化脓性胆管炎，胆囊泥沙样结石，急性化脓性胆囊炎

■ 病史摘要

患者，男性，59 岁，主因"间断性上腹部疼痛 3 天，加重 1 天"来院。

现病史：患者于 3 天前无明显诱因出现上腹部疼痛，间断性，与体位、饮食及排便无关，伴腹胀，偶有恶心、呕吐，吐后症状可缓解，伴食欲减退，无反酸、嗳气，无便秘、腹泻，无黑便及黏液脓血便，口服"消炎利胆片"后症状缓解，今晨就诊于我院，腹部CT 提示胆管远端结石，急诊以"胆管结石"收入院。病程中患者无头晕、头痛，无咳嗽，无发热，无心悸、气短，饮食可，近期体重下降约 5 kg。

既往史：脑出血病史 7 年，走路迟缓后遗症。2 型糖尿病 15 年，皮下注射胰岛素治疗。

查体：体温 38.3 ℃，心率 110 次 / 分钟，呼吸 24 次 / 分钟，血压 221/116 mmHg。急性病容，皮肤、巩膜轻度黄染，中上腹部压痛。

■ 辅助检查

血常规：白细胞 11.5×10^9/L，中性粒细胞百分比 86%，超敏 C 反应蛋白 38.54 mg/L，葡萄糖测定 19.07 mmol/L。

肝功能：丙氨酸氨基转移酶 118.2 U/L，天门冬氨酸氨基转移酶 44.7 U/L，总胆红素 105.8 μmol/L，直接胆红素 85.7 μmol/L，间接胆红素 20.1 μmol/L，谷氨酰胺转肽酶 446 U/L。

腹部 CT：胆总管远端结石继发肝内外胆管、胰管扩张，结合临床进一步检查；胆囊壁略厚，请结合临床；前列腺增大伴钙化；直肠征象，建议进一步检查（图 1）。

■ 初步诊断

胆总管结石　急性化脓性胆管炎　胆囊炎

评估患者病情后，行 ERCP 联合 eyeMAX 洞察成像系统诊治。术前完善 EUS 示：胆总管结石，胆囊炎（图 2、图 3）。

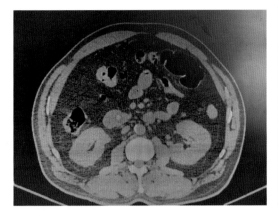

图1 CT提示胆总管远端结石

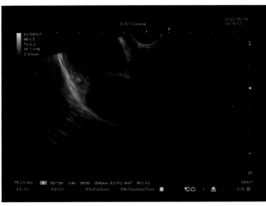

图2 胆囊体积增大，腔内可见点絮状强回声，胆囊壁略增厚

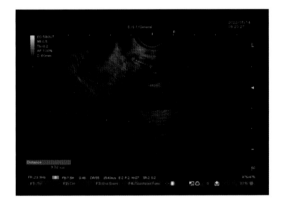

图3 胆总管末端可见强回声光团，后伴声影，直径约 9.32 mm

■ eyeMAX 洞察所见

ERCP 常规行胆总管取石后，胆总管内可见管壁充血、水肿，可见白色脓液（图4）。eyeMAX 洞察导管在导丝引导下进入胆囊，观察胆囊壁及胆囊腔内白色脓液（图5- 图7）。应用甲硝唑生理盐水灌洗，可见胆囊内泥沙样结石（图8）以及胆囊壁血管走形（图9-图11）。应用靛胭脂染色胆囊壁（图12），排除胆囊早期病变。因患者化脓性胆管炎、化脓性胆囊炎，遂于胆囊内留置鼻胆管引流，于胆管内留置塑料支架引流（图13）。

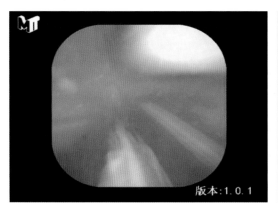

图 4　eyeMAX 洞察导管进入胆总管，可见大量白色脓液

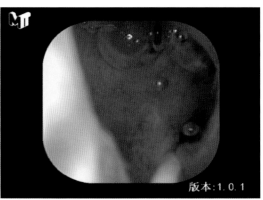

图 5　eyeMAX 洞察导管进入胆囊颈部，可见胆囊颈部螺旋瓣结构

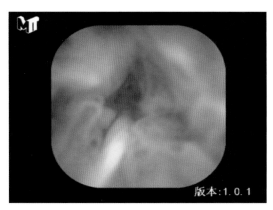

图 6　导丝引导 eyeMAX 洞察导管进入胆囊腔内，可见脓液附着

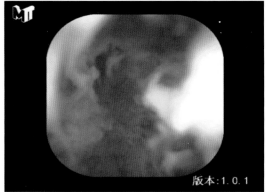

图 7　胆囊腔内可见脓液附着囊壁，胆囊壁充血、水肿，可见絮状泥沙样黄色结石

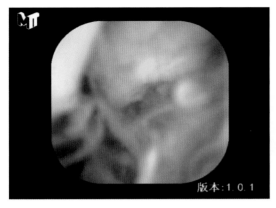

图 8 继续沿导丝进镜，进入胆囊，可见黄色结石

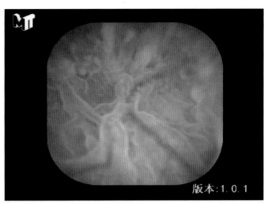

图 9 胆囊壁血管树枝状走形

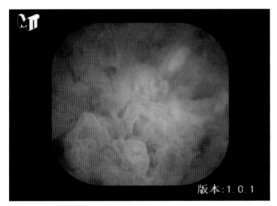

图 10 胆囊壁血管树枝状走形

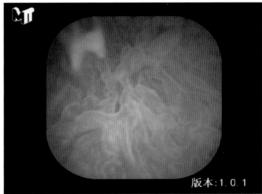

图 11 胆囊体部黏膜表层血管清晰可见，呈主干 + 网格型分支

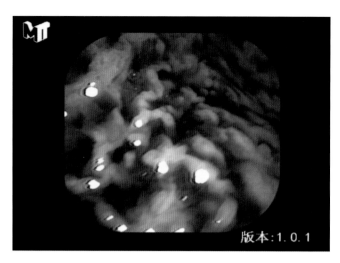

图 12 应用靛胭脂染色观察胆囊壁呈网格状结构，排除是否有
早期病变

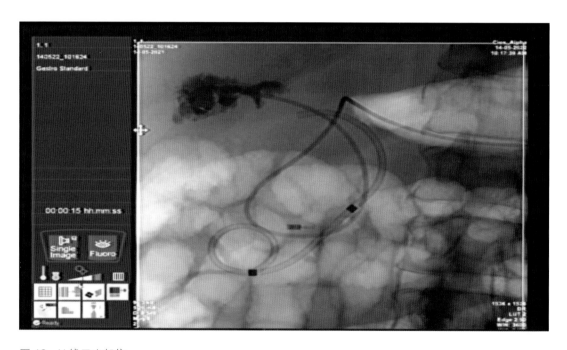

图 13 X 线示支架位

■ 复查

术后第 4 日拔除鼻胆管及支架，再次使用 eyeMAX 洞察导管直视复查（图 14- 图
18）。

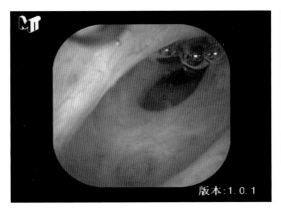

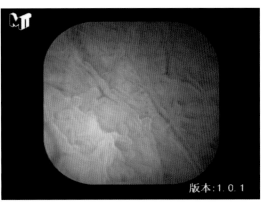

图 14　胆囊管开口处黏膜正常，无脓液附着，Heister 瓣恢复正常

图 15　胆囊颈部黏膜表层网络状血管清晰可见

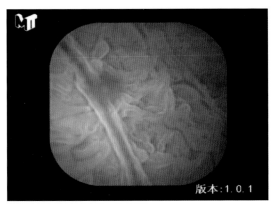

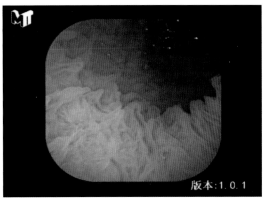

图 16　胆囊底部黏膜表层血管多主干型分支

图 17　胆囊体部黏膜表层血管主干＋网络型分支

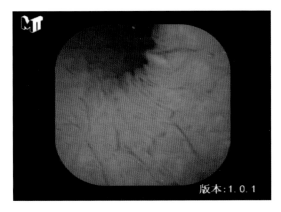

图 18　胆囊体部黏膜表层血管网络型分支

■ 诊断

胆总管结石　急性化脓性胆管炎　胆囊泥沙样结石　急性化脓性胆囊炎

■ 结果

应用甲硝唑生理盐水反复灌洗胆囊，冲洗出多枚泥沙样结石，充分观察胆囊壁。于胆管、胆囊内留置导丝，在导丝引导下于胆管内置入双猪尾支架，鼻胆管置入胆囊内充分引流。

■ 操作技巧

该病例胆总管见结石，取石后插入 eyeMAX 洞察导管，因感染较重，充分灌洗寻找胆囊管开口，后通过导丝引导，调整导管螺旋直视顺利进入胆囊，胆囊颈部未予过多处理。

■ 复查后视频

病例 2：胆总管结石，急性胆管炎，胆囊结石，急性胆囊炎

■ 病史摘要

患者，男性，77 岁，主因"右上腹部疼痛 3 天"入院。

现病史：患者于 3 日前无明显诱因出现右上腹痛，呈持续性绞痛，无明显放射痛，伴腹胀，伴反酸、胃灼热，有恶心，无呕吐，无发热，就诊于外院，查腹部 CT 提示肝内外胆管扩张、胆总管下段高密度影，考虑结石，为求进一步诊治收入我科。自发病以来患者饮食、睡眠差，小便正常，未排大便，体重无明显减轻。

既往史：2 型糖尿病 20 年，口服"格列齐特"降糖治疗，血糖控制欠佳。高血压病史 10 年，最高达 170/110 mmHg，服用"氨氯地平"降压治疗。脑梗死病史 2 年。

查体：急病面容，皮肤、巩膜黄染，腹平坦，腹软，右上腹有压痛，无反跳痛及肌紧张。

■ 入院后完善化验检查

血常规 +CRP：白细胞计数 9.9×10^9/L，中性粒细胞百分比 86%，超敏 C 反应蛋白 210.66 mg/L。

降钙素原：2.37 ng/mL。

肝功能：丙氨酸氨基转移酶 175.3 U/L，天门冬氨酸氨基转移酶 247.3 U/L，总胆红素 52.2 μmol/L，直接胆红素 29.1 μmol/L。

余凝血功能、心肌损害三项、肿瘤标记物等检查未见明显异常。

■ 初步诊断

胆总管结石　急性胆管炎　胆囊结石　急性胆囊炎

排除禁忌后，行 ERCP。术前完善 EUS 示：胆总管腔内可见强回声光团，后伴声影；胆囊体积增大，腔内可见大量絮状强回声（图 1、图 2）。

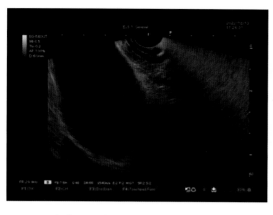
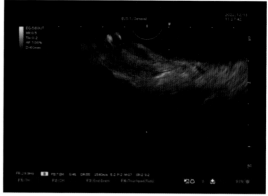

图 1 胆囊体积增大，胆囊腔内可见大量絮状强回 图 2 胆总管扩张，腔内可见大量絮状强回声光团
声光团

为明确胆总管、胆囊内情况，常规 ERCP 取石后插入 eyeMAX 洞察成像系统。

■ eyeMAX 洞察所见

经过胆囊颈部可见胆囊内泥沙样结石（图 3），应用甲硝唑生理盐水冲洗胆囊（图 4-图 6）。留置导丝于胆囊内，X 线监视下置入鼻胆管（图 7）。

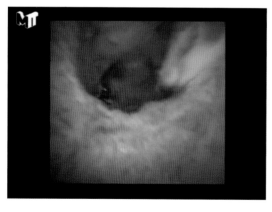
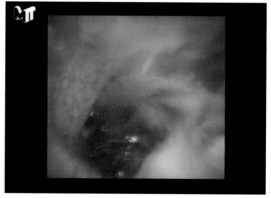

图 3 eyeMAX 洞察导管可见胆囊颈部螺旋瓣结构 图 4 eyeMAX 洞察导管继续进镜，应用甲硝唑生
清晰，黏膜充血、水肿，可见泥沙样结石流出 理盐水灌洗，可见大量泥沙样结石流出

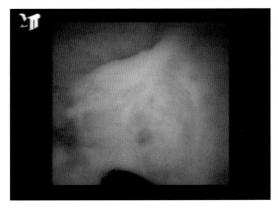

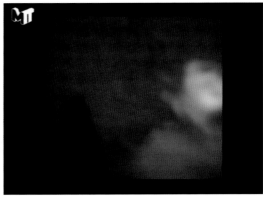

图 5　eyeMAX 洞察导管进入胆囊腔内，可见胆囊壁白色脓液附着，无法清晰观察胆囊壁结构

图 6　反复灌洗，至胆囊底部，可见胆囊壁网格状结构

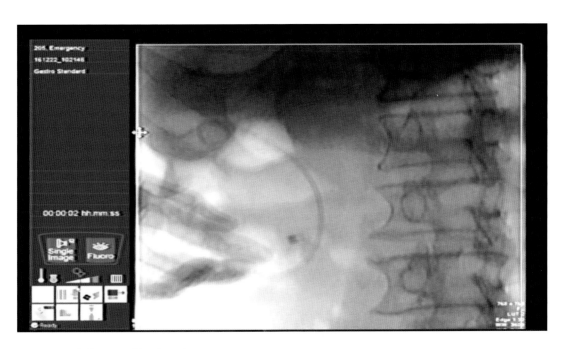

图 7　于胆囊内留置塑料支架引流

■ 术后诊断

胆总管结石　　急性胆管炎　　胆囊结石　　急性胆囊炎

■ 结果

ERCP 联合 eyeMAX 洞察成像系统检查 + 胆道结石取石术 + 胆囊灌洗术 + 胆囊支架置入术。

■ 视频 1

患者出院后状态可，于 8 个月后再次因间断性上腹部疼痛 1 周，加重 3 天入院。

现病史：患者于 1 周前无明显诱因出现上腹疼痛，呈间断性，伴腹胀，伴排便不成形，无恶心、呕吐，无发热，3 天前上述症状加重，就诊于我科。

既往史：既往病史同前。

查体：腹平坦，腹软，上腹部压痛，无反跳痛及肌紧张。

■ 入院后完善化验检查

血常规 +CRP：白细胞计数 6.8×10^9/L，中性粒细胞百分比 66.1%，超敏 C 反应蛋白 5.48 mg/L。

肝功能：丙氨酸氨基转移酶 12.5 U/L，天门冬氨酸氨基转移酶 22.3 U/L，总胆红素 14.2 μmol/L，直接胆红素 5.3 μmol/L。

余凝血功能、心肌损害三项、肿瘤标记物、降钙素原、术前八项等检查未见明显异常。

完善 EUS 示：胆囊体积较 8 个月前缩小，腔内可见少量絮状强回声，可见双轨征（考虑支架移位）（图 8）。

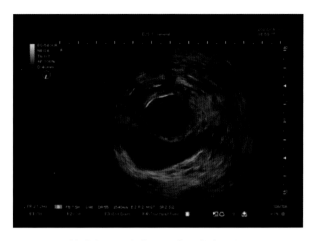

图 8　胆总管腔内可见条状强回声（考虑支架）

行胆总管支架取出术。行十二指肠镜检查，十二指肠乳头处未见支架，在导丝引导下插入 eyeMAX 洞察成像系统观察。

■ eyeMAX 洞察所见

胆囊颈部可见留置支架末端（图 9），应用 eyeMAX 洞察成像系统相关配件将支架取出（图 10– 图 12）。

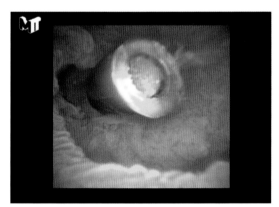

图 9　胆囊颈部可见留置支架

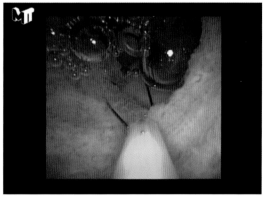

图 10　尝试应用圈套器套取支架，取出过程中圈套器滑脱

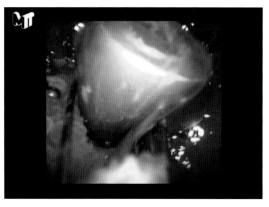
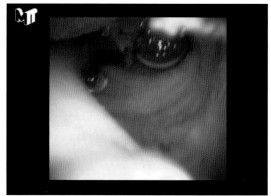

图 11　更换应用 eyeMAX 洞察成像系统的网篮套　图 12　网篮套取将移位的支架取出
取，缓慢取出

■ **术后诊断**

胆总管支架置入术后　支架异位

■ **结果**

ERCP 联合 eyeMAX 洞察成像系统检查 + 胆道支架取出术。

■ **视频 2**

■ **操作技巧**

　　该病例首次诊断为胆总管结石伴急性胆管炎、胆囊结石、急性胆囊炎，给予胆道取石后进入胆囊灌洗，留置胆囊支架引流。因没有胆囊相关成品支架，我科将 7Fr 弯头鼻胆管剪断 14 cm 充当胆囊支架置入胆囊进行引流。建议患者 3 个月复查拔除支架，但患者未遵医嘱复查，8 个月后出现不适症状再次入院，发现支架内移位。eyeMAX 洞察成像系统有相关配套的圈套器、网篮、活检钳等设备，才能将内移位支架取出。过程非常困难，因支架移位至胆囊腔内，需要取出的力量较大，圈套器和活检钳均容易滑脱，最终采用网篮将其取出。

病例3：胆总管结石，化脓性胆囊炎，胆囊泥沙样结石

■ **病史摘要**

患者，男性，79岁，主因"间断性上腹痛2个月，加重4天"来院。

现病史：患者于2个月前无明显诱因出现上腹部疼痛，呈间断性隐痛，无放射痛，于进食辛辣刺激、硬性食物后加重，与改变体位无关，伴腹胀、反酸、烧灼感，嗳气，间断恶心呕吐，自行口服药物，症状未见缓解，近4天上述症状加重，就诊于外院。病程中患者无食欲缺乏，无胸闷、气短及心前区不适，无咳嗽、咳痰，伴发热、寒战，尿色深黄、量正常，睡眠尚可，近期体重减轻约5 kg。

既往史：体健。

查体：腹部膨隆，全腹软，中上腹压痛。

■ **辅助检查**

肝脏增强核磁：胆道梗阻，胆总管多发结石，壶腹部壁厚变窄，占位待排。

血常规：中性粒细胞百分比79.4%，中性粒细胞绝对值7.23×10⁹/L，超敏C反应蛋白55.25 mg/L。

肝功能：丙氨酸氨基转移酶66.5 U/L，天门冬氨酸氨基转移酶41 U/L，直接胆红素9.1 μmol/L，谷氨酰胺转肽酶416 U/L，碱性磷酸酶298.5 U/L。

■ **初步诊断**

胆总管结石　胆囊结石　胆总管末端占位

评估患者病情后，行ERCP联合eyeMAX洞察成像系统诊治。术前完善EUS示：胆总管结石，胆囊结石（图1）。

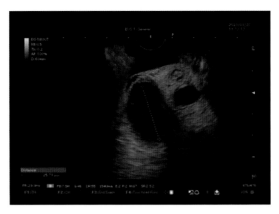

图 1　胆囊壁呈双层结构，胆囊腔内可见大量絮状
强回声

■ eyeMAX 洞察所见

ERCP 常规胆总管取石后，eyeMAX 洞察导管在导丝引导下至胆囊颈部（图 2、图 3），
洞察导管进入胆囊内，充分观察胆囊壁结构，应用甲硝唑生理盐水冲洗胆囊，可见泥沙样
结石及白色脓液（图 4、图 5）。

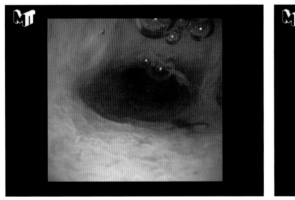
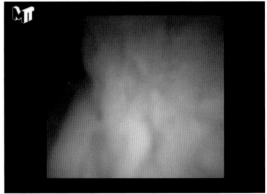

图 2　eyeMAX 洞察导管进入胆总管，寻找胆囊管　图 3　eyeMAX 洞察导管沿着导丝进入胆囊颈部
开口

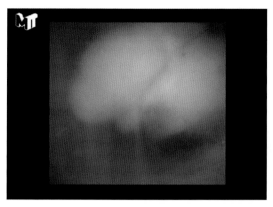

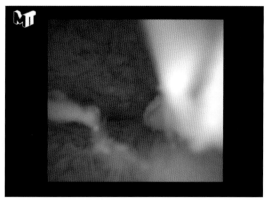

图 4　eyeMAX 洞察导管沿着导丝逐步进入胆囊，可见白色脓液

图 5　进入胆囊后应用甲硝唑生理盐水灌洗，充分观察胆囊壁

■ 诊断

胆总管结石　化脓性胆囊炎　胆囊泥沙样结石

■ 结果

应用甲硝唑生理盐水反复灌洗胆囊，将胆囊内泥沙样结石及化脓性胆汁灌洗冲出，充分观察胆囊壁无息肉样病变等，在导丝引导下将塑料支架置入胆囊内进行引流。

■ 操作技巧

该病例诊断为胆总管结石继发化脓性胆囊炎，胆囊炎症较重，通过 eyeMAX 洞察导管（9Fr）直视进入胆囊腔，明确诊断，同时应用抗生素灌洗后留置支架引流，效果良好。

■ 视频

病例 4：胆总管结石，化脓性胆管炎，胆囊结石，化脓性胆囊炎

■ 病史摘要

患者，女性，62 岁，主因"腹痛伴发热 10 余天"入院。

现病史：患者于 10 余天前无明显诱因出现腹部疼痛，为间断性钝痛，以中上腹部为主，伴腰背部放射痛，进食油腻食物及饱餐后疼痛加重，伴发热，体温最高达 39 ℃，无寒战，无恶心、呕吐，伴小便颜色加深，就诊于外院，行 MRCP 检查提示胆总管结石、胆囊炎，诊断为"胆总管结石，胆囊炎"，现为求进一步诊治入我院治疗。患者自发病以来精神、饮食较差，大便正常，小便颜色加深，近期体重略下降。

既往史：既往体健。

查体：全身皮肤、黏膜及巩膜轻度黄染，全腹软，中上腹部轻压痛，无反跳痛及肌紧张。

■ 辅助检查

血常规 +CRP：白细胞计数 18.1×10^9/L、中性粒细胞百分比 93.9%、超敏 C 反应蛋白 5.09 mg/L。

肝功能：丙氨酸氨基转移酶 241.1 U/L、天门冬氨酸氨基转移酶 217.4 U/L、总胆红素 94.7 μmol/L、直接胆红素 72.4 μmol/L。

术前八项、心肌损害五项、凝血功能、离子全项检测未见明显异常。

■ 初步诊断

胆总管结石　胆囊炎

排除禁忌后，行 ERCP。术前完善 EUS 示：胆总管结石，胆囊炎（图 1）。

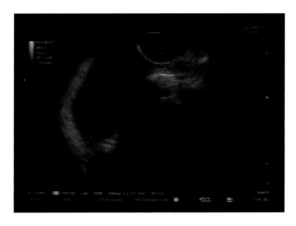

图 1　胆囊壁呈双层结构，胆囊饱满

常规 ERCP 取石后插入 eyeMAX 洞察成像系统。

■ eyeMAX 洞察所见

eyeMAX 洞察导管经过胆囊颈部进入胆囊，胆囊内可见泥沙样结石及大量化脓性胆汁（图 2、图 3），应用甲硝唑生理盐水冲洗胆囊。留置导丝于胆囊内，并于 X 线监视下留置剪断的 14 cm 鼻胆管于胆囊内，观察胆汁流出通畅。

■ 诊断

胆总管结石　化脓性胆管炎　胆囊结石　化脓性胆囊炎

■ 结果

ERCP 联合 eyeMAX 洞察成像系统检查 + 胆道结石取石术 + 胆囊灌洗术 + 胆囊支架置入术。

■ 复查

患者于 4 个月后行 ERCP+eyeMAX 洞察胆道镜复查。拔除支架后，在导丝引导下插入 eyeMAX 洞察导管，胆总管内可见泥沙样结石。插入子母网篮取石，应用甲硝唑生理盐水冲洗胆总管。经过胆囊颈部进入胆囊，应用甲硝唑生理盐水冲洗胆囊，胆囊内壁光滑，胆囊内未见结石及脓液（图 4、图 5）。

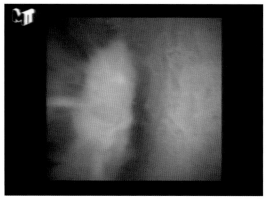

图 2 胆囊壁可见白色脓液附着

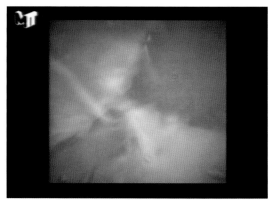

图 3 胆囊内可见泥沙样结石及大量化脓性胆汁

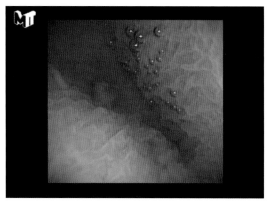

图 4 胆囊壁呈网格状结构，未见脓液附着

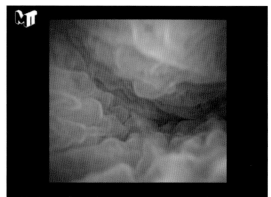

图 5 胆囊内壁血管走形清晰，胆囊内未见结石及脓液

■ 视频

病例 5：胆总管结石，化脓性胆囊炎，胆囊结石

■ **病史摘要**

患者，男性，79 岁，主因"腹痛、寒战伴发热 5 天"来院。

现病史：患者于 5 天前无明显诱因出现上腹部疼痛，呈间断性隐痛，无放射痛，于进食辛辣刺激性、硬性食物后加重，与改变体位无关，伴腹胀，伴反酸、烧灼感，嗳气，伴恶心、呕吐，伴寒战、发热，就诊于当地医院，行 MRCP 提示胆总管结石、胆囊结石伴胆囊炎，给予抗感染治疗，症状未见缓解，转入我院治疗，门诊以"胆总管结石、胆囊结石"收入院。病程中患者食欲缺乏，无胸闷、气短及心前区不适，有咳嗽、咳痰，尿色黄、量正常，睡眠尚可，近半年体重无减轻。

既往史：冠心病史；右眼失明病史；高血压病史；脑梗病史。

查体：腹部膨隆，全腹软，上腹压痛。

■ **辅助检查**

MRCP：胆总管结石，胆囊结石伴胆囊增大。

血清淀粉酶：1 094 U/L。

血常规：白细胞计数 11.4×10^9/L，中性粒细胞百分比 81.4%，中性粒细胞绝对值 9.28×10^9/L，淋巴细胞绝对值 0.91×10^9/L，超敏 C 反应蛋白 114.25 mg/L。

肝功能：白蛋白 29.2 g/L，谷氨酰胺转肽酶 54 U/L。

余检查未见异常。

■ **初步诊断**

胆总管结石　胆囊结石

评估患者病情后，行 ERCP 联合 eyeMAX 洞察成像系统诊治。术前完善 EUS 示：胆总管结石，胆囊结石。

■ eyeMAX 洞察所见

常规 ERCP 取石后 eyeMAX 洞察导管在导丝引导下至胆囊颈部，洞察导管进入胆囊内，充分观察胆囊壁结构，应用甲硝唑生理盐水冲洗胆囊，可见泥沙样结石及脓液（图 1- 图 4），在导丝引导下留置胆囊支架（图 5）。

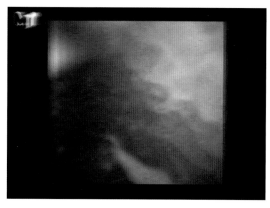

图 1　洞察导管经过胆囊颈部进入胆囊

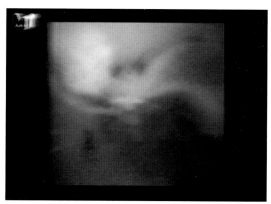

图 2　胆囊腔内可见大量白色脓液

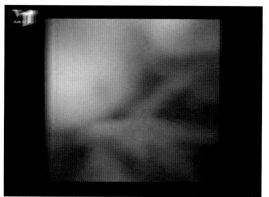

图 3　应用甲硝唑生理盐水反复灌洗

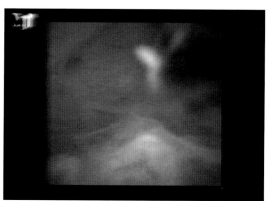

图 4　观察胆囊壁结构

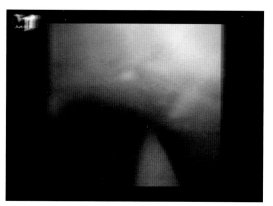

图 5　灌洗后将导丝留置于胆囊内

■ 诊断

胆总管结石　化脓性胆囊炎　胆囊结石

■ 结果

应用甲硝唑生理盐水反复灌洗胆囊，因脓液黏稠，灌洗困难，遂在导丝引导下于胆囊内留置塑料支架引流。

■ 操作技巧

该病例胆囊化脓感染较重，应用甲硝唑生理盐水反复灌洗未能达到清晰的视野观察胆囊壁，遂留置胆囊引流管，引流后复查。

■ 视频

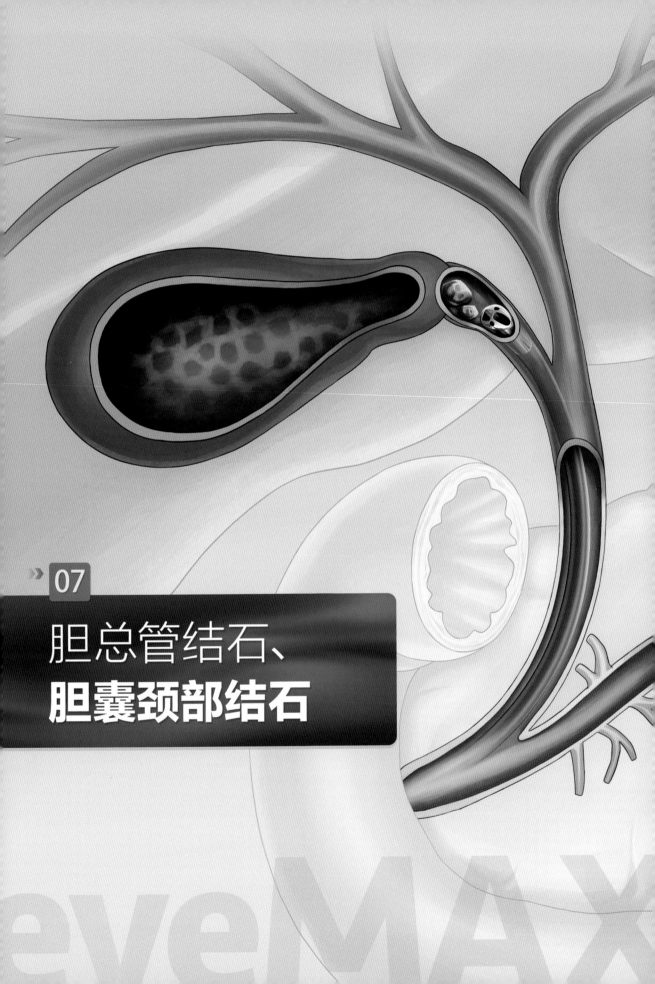

07

胆总管结石、
胆囊颈部结石

病例 1：胆总管结石，胆囊颈部结石

■ 病史摘要

患者，男性，72 岁，主因"腹痛伴寒战、发热、皮肤及巩膜黄染 1 天"来院。

现病史：患者于 1 天前进食油腻食物及饮酒后出现腹部钝痛，程度剧烈，伴腰背部放射痛，伴恶心、呕吐，呕吐物为胃内容物，不含胆汁及血液，排稀便 3 次，间断发热、寒战，体温 38.0 ℃，皮肤、巩膜黄染，小便颜色呈棕黄色，于家中口服"双氯芬酸钠、布洛芬、头孢"等药物后症状无明显缓解，来我院急诊科就诊，行腹部 CT 及肝功能检查后以"胆总管结石、梗阻性黄疸"收入我科。病程中患者一般状态可，饮食欠佳，睡眠差，偶有咳嗽、咳痰，无头晕、头痛，近期体重略下降。

既往史：慢性萎缩性胃炎病史 7 年；胆囊结石伴胆囊炎病史 7 年；胆总管结石病史 6 年；双肾积水 6 年；肾结石 1 年。

查体：皮肤及巩膜黄染，右下腹可见陈旧性术痕，全腹压痛。

■ 辅助检查

血常规：中性粒细胞百分比 90.0%，超敏 C 反应蛋白 159.79 mg/L。
肝功能：丙氨酸氨基转移酶 44.97 U/L，直接胆红素 36.5 μmol/L，间接胆红素 26.8 μmol/L，谷氨酰胺转肽酶 178 U/L。

■ 初步诊断

胆总管结石　胆囊结石

评估患者病情后，行 ERCP 联合 eyeMAX 洞察成像系统诊治。

■ eyeMAX 洞察所见

常规 ERCP 取石后，eyeMAX 洞察导管在导丝引导下到达胆囊颈部，可见结石嵌顿，给予液电碎石，应用取石网篮取石（图1-图7）。

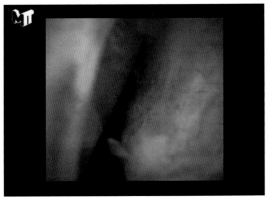
图1 eyeMAX 洞察导管在导丝引导下进入胆囊颈部

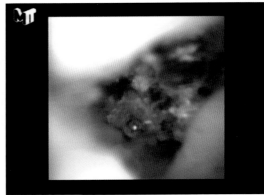
图2 进入胆囊颈部见结石嵌顿

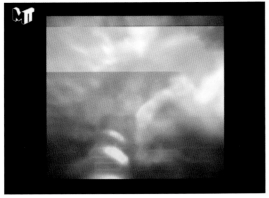
图3 胆囊颈部嵌顿结石应用液电碎石

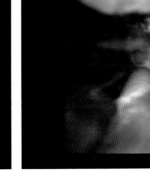
图4 可见结石被击碎

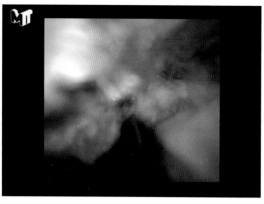

图 5　尝试应用取石网篮直视取石

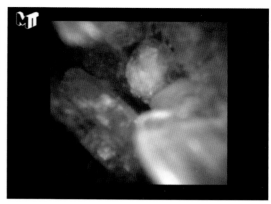

图 6　尝试应用取石网篮直视取石

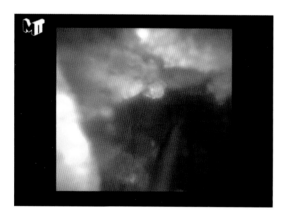

图 7　多次取石后胆囊颈部嵌顿结石大部分取出

■ 诊断

胆总管结石　胆囊颈部结石

■ 结果

胆囊颈部结石通过液电碎石后,应用网篮直视取石,部分取石后于胆管内留置支架引流。

■ 操作技巧

针对胆囊颈部嵌顿结石,传统应该考虑外科手术干预。eyeMAX 洞察导管可以直接进入胆囊颈部,直视观察嵌顿结石后通过能量碎石的方式将嵌顿的结石击碎并取出,因考虑有部分泥沙样结石残留,遂留置支架引流。

■ 视频

病例 2：胆总管结石，胆囊颈部结石，胆囊结石，胆囊炎，胆囊颈部息肉样隆起（考虑炎性）

■ **病史摘要**

患者，男性，45 岁，主因"间断中上腹胀痛、尿黄 2 天"入院。

现病史：患者于 2 天前进食油腻食物后出现中上腹疼痛，呈间断性胀痛，疼痛可放射至肩背部，伴恶心、呕吐，呕吐物为胃内容物，伴寒战、发热，体温达 39.2 ℃，伴反酸、胃灼热，尿色加深呈浓茶色，自行口服药物后无明显缓解，查消化系彩超提示肝弥漫性改变（考虑脂肪肝）、胆囊结石，现为求进一步诊治收入我科。

既往史：阑尾炎手术病史 30 余年。

查体：全身皮肤、黏膜及巩膜黄染，腹部可见陈旧性瘢痕，全腹软，中上腹部压痛，无反跳痛及肌紧张。

■ **辅助检查**

血常规 +CRP：白细胞计数 8.5×10^9 / L，中性粒细胞百分比 86.2%，超敏 C 反应蛋白 112.05 mg/L。

降钙素原：0.35 ng/mL。

肝功能：丙氨酸氨基转移酶 125.6 U/L，天门冬氨酸氨基转移酶 63 U/L，总胆红素 76.1 μmol/L，直接胆红素 50.7 μmol/L。

MRCP：胆囊多发小结石，胆囊炎；胆总管下段结石；考虑肝囊肿或血管瘤。

■ **初步诊断**

胆总管结石 胆囊炎 胆囊结石

排除禁忌后，行 ERCP。术前完善 EUS 示：胆总管腔内可见强回声光团，后伴声影；胆囊颈部、胆囊内可见强回声光团，后伴声影（图 1- 图 3）。

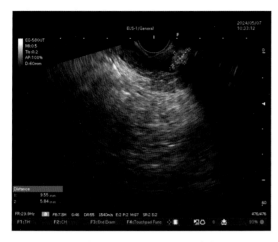

图1 胆总管内可见强回声光团，后伴声影

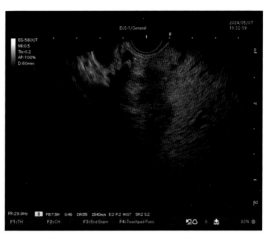

图2 胆囊颈部可见强回声光团，后伴声影

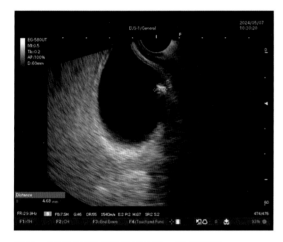

图3 胆囊内可见强回声光团，后伴声影

为明确胆总管、胆囊内情况，常规 ERCP 取石后插入 eyeMAX 洞察成像系统。

■ eyeMAX 洞察所见

eyeMAX 导管进镜至胆囊颈部，可见结石及息肉样隆起（图4），插入子母网篮进行取石（图5），应用球囊扩张胆囊颈部（图6）后进入胆囊，胆囊内可见结石（图7），插入子母网篮进行取石（图8），应用甲硝唑生理盐水冲洗胆囊（图9），可见泥沙样结石（图10）。留置导丝于胆管内，并于 X 线监视下留置双猪尾支架。

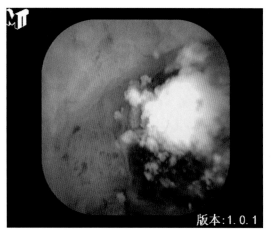

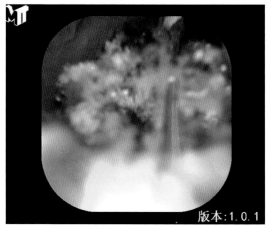

图 4　胆囊颈部可见结石，胆囊颈部可见息肉样隆　图 5　插入子母网篮取出胆囊颈部结石
起、表面发红

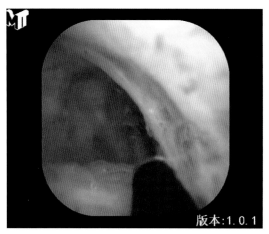

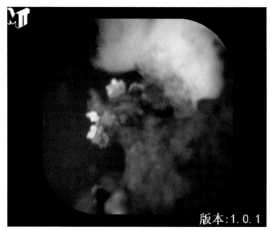

图 6　应用球囊扩张胆囊颈部　　　　　　　　　图 7　再次进入 eyeMAX 洞察导管，胆囊内可见结
石

■ **诊断**

胆总管结石　胆囊颈部结石　胆囊结石　胆囊炎　胆囊颈部息肉样隆起（考虑炎性）

■ **结果**

ERCP 联合 eyeMAX 洞察成像系统检查＋胆道结石取石术＋胆囊灌洗术＋胆囊结石取石术＋胆道支架置入术＋胆囊颈部球囊扩张术。

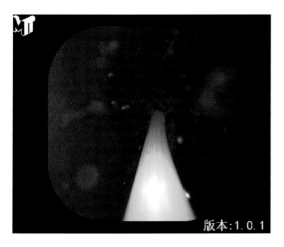

图 8　插入子母网篮进行胆囊取石

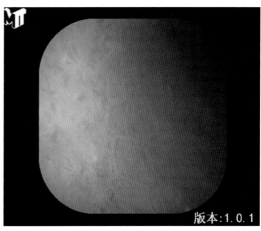

图 9　胆囊内壁呈网格状结构

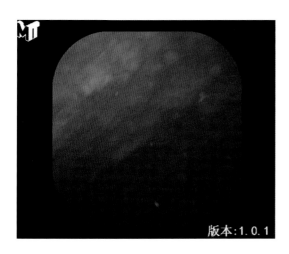

图 10　胆囊内可见泥沙样结石

■　视频

病例 3：胆总管结石，胆囊颈部结石

■ 病史摘要

患者，男性，74 岁，主因"间断性上腹部胀痛伴皮肤巩膜黄染 4 天"来院。

现病史：患者于 4 天前无明显诱因出现上腹部胀痛，呈间断性出现，疼痛性质为不能精确定位的隐性疼痛，程度轻微可忍受，无明显放射痛，与进食、体位无明显关系，伴皮肤、巩膜黄染，尿色变深，无皮肤瘙痒，伴乏力、恶心，无呕吐，伴纳差，无鼻衄及齿龈出血，无发热、寒战，未治疗。患者今为求进一步诊治来我院，经门诊以"黄疸原因待查"收入院。患者发病以来一般状态差，无呕血、黑便，无头晕、头痛，无咳嗽、咳痰，无心悸、气短，无心前区不适，饮食、睡眠情况一般，近期体重略下降（具体不详）。

既往史：胆囊结石病史多年。高血压病史多年。

查体：皮肤、巩膜黄染，全腹软，上腹部轻压痛。

■ 辅助检查

肝脏增强核磁：胆道梗阻，胆总管多发结石。

血常规：中性粒细胞百分比 77.2%，超敏 C 反应蛋白 22.22 mg / L。

肝功能：丙氨酸氨基转移酶 214.8 U / L，天门冬氨酸氨基转移酶 95.5 U / L，总胆红素 131.3 μmol / L，直接胆红素 108.3 μmol / L，间接胆红素 23.0 μmol / L，谷氨酰胺转肽酶 165 U / L，碱性磷酸酶 233.2 U / L。

■ 初步诊断

胆总管结石　胆囊结石

评估患者病情后，行 ERCP 联合 eyeMAX 洞察成像系统诊治。术前完善 EUS 示：胆总管结石（图 1）。

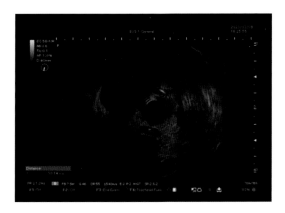

图 1 胆总管内可见强回声光团，后伴声影

■ eyeMAX 洞察所见

常规 ERCP 取石后，eyeMAX 洞察导管在导丝引导下至胆囊颈部（图 2），可见胆囊颈部结石并直视取出（图 3、图 4）。洞察导管进入胆囊内，充分观察胆囊壁结构，应用甲硝唑生理盐水冲洗胆囊，可见墨绿色胆汁及泥沙样结石（图 5）。

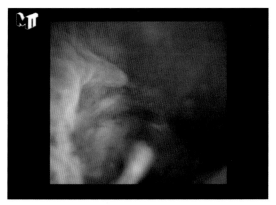

图 2 eyeMAX 洞察导管可见胆囊管开口

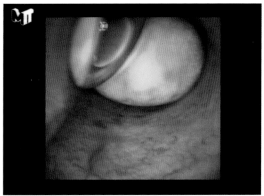

图 3 胆囊颈部可见结石

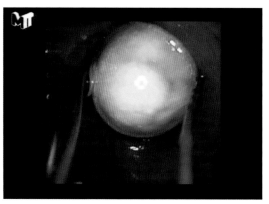

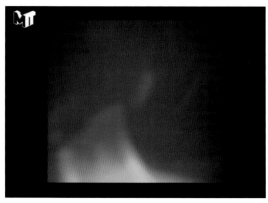

图 4　应用网篮套取胆囊颈部结石

图 5　胆囊颈部结石取石后洞察导管进入胆囊，可见胆囊内大量墨绿色胆汁及泥沙样结石

■ 诊断

胆总管结石　胆囊颈部结石

■ 结果

应用甲硝唑生理盐水反复灌洗胆囊，将胆囊内泥沙样结石灌洗冲出，充分观察胆囊壁无息肉样病变等，在导丝引导下于胆管内置入引流管。

■ 操作技巧

该病例考虑胆囊结石继发胆总管结石，胆囊颈部可见结石，应用网篮直视取出。因胆囊排石的原因，胆囊颈部直径较宽，eyeMAX 洞察导管可顺利通过胆囊颈部进入胆囊，可见胆囊腔内少量泥沙样结石残留。

■ 视频

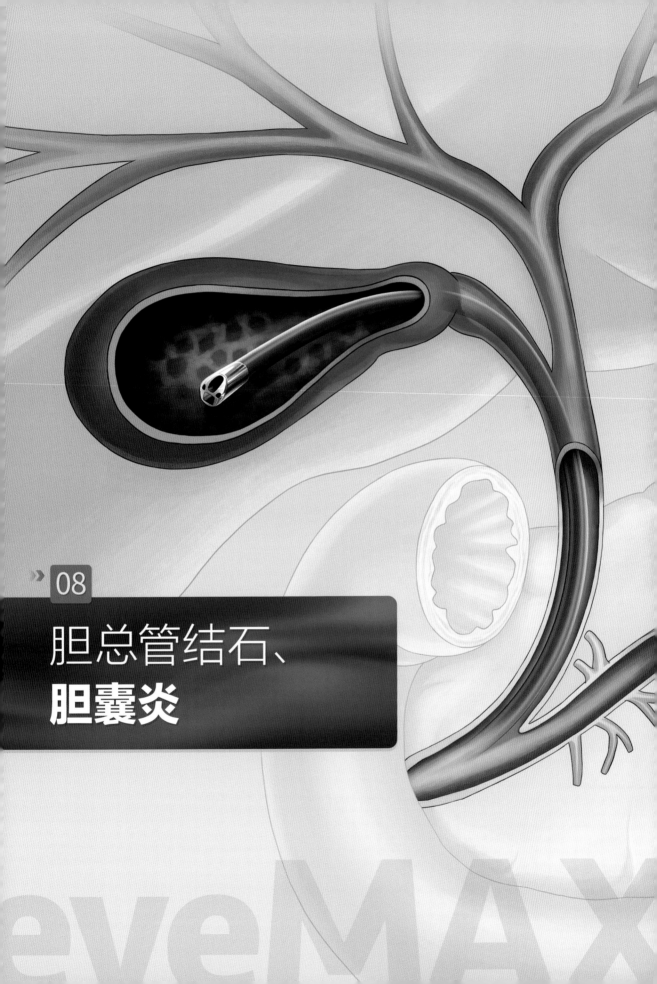

08

胆总管结石、
胆囊炎

病例 1： 胆总管结石，胆囊胆固醇结晶，胆囊炎

■ 病史摘要

患者，男性，65 岁，主因"间断恶心、呕吐 1 周"入院。

现病史： 患者于 1 周前无明显诱因出现恶心、呕吐，呕吐物为胃内容物，间断性腹痛，进食辛辣刺激性食物后加重，无腹胀，伴反酸、胃灼热、嗳气，排便正常，伴纳差，伴皮肤、巩膜黄染，无发热、寒战，现为求进一步诊治收入我科。

既往史： 小儿麻痹症病史。

查体： 全身皮肤、黏膜及巩膜黄染，全腹软，中上腹及下腹部压痛，无反跳痛及肌紧张。

■ 辅助检查

腹部 CT：胆总管下段结石伴低位胆道梗阻，胆囊及胆管壁增厚、毛糙；胃壁增厚、毛糙；余胃肠道征象，请结合临床。

血常规 +CRP：白细胞计数 16.3×10^9/L，中性粒细胞百分比 82.9%，超敏 C 反应蛋白 196.8 mg／L。

降钙素原：>100 ng／mL。

肝功能：丙氨酸氨基转移酶 57.4 U／L，天门冬氨酸氨基转移酶 19.3 U／L，总胆红素 93.3 μmol／L，直接胆红素 78.9 μmol／L。

淀粉酶 224 U／L；脂肪酶 683.6 U／L。

余化验检查未见明显异常。

■ 初步诊断

胆总管结石　胆囊炎　急性胰腺炎

排除禁忌后，行 ERCP。术前完善 EUS 示：胆总管腔内可见强回声光团，后伴声影。为明确胆总管、胆囊内情况，常规 ERCP 取石后插入 eyeMAX 洞察成像系统。

■ eyeMAX 洞察所见

常规 ERCP 取石后，eyeMAX 洞察导管进入胆道，在导丝引导下经过胆囊颈部（图 1）进入胆囊，胆囊内壁可见网格状结构（图 2），胆囊内可见胆固醇样物质沉着（图 3、图 4）。留置导丝于胆管内，并于 X 线监视下留置双猪尾支架。

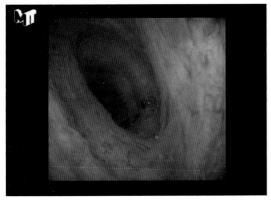

图 1 eyeMAX 洞察导管观察胆囊颈部结构

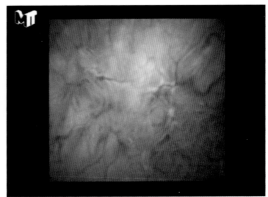

图 2 胆囊内壁呈网格状结构

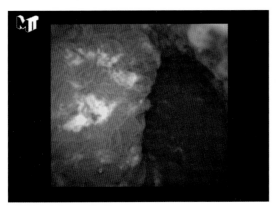

图 3 胆囊内可见胆固醇样物质沉着

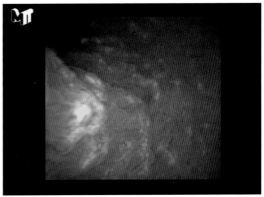

图 4 胆囊内可见胆固醇样物质沉着

■ 诊断

胆总管结石　胆囊胆固醇结晶　胆囊炎

■ 结果

ERCP 联合 eyeMAX 洞察成像系统检查 + 胆道结石取石术 + 胆囊灌洗术 + 胆道支架置入术。

■ 视频

病例 2：胆总管结石，胆囊炎

■ **病史摘要**

患者，男性，59 岁，主因"腹痛 10 余天"入院。

现病史：患者于 10 余天前无明显诱因出现中上腹部疼痛，呈持续性钝痛，不伴腰背部放射痛，无恶心、呕吐，无发热、寒战，就诊于外院，查 MRCP 提示胆总管胰腺段多发结石伴轻度低位胆道梗阻、慢性胆囊炎、双肾囊肿，给予抗感染治疗（具体不详）后腹痛较前缓解，现为求进一步诊治收入我科。

既往史：高血压病史 10 余年，口服"缬沙坦胶囊"降压治疗，自诉血压控制可。2 型糖尿病病史 3 个月，口服"二甲双胍"降糖治疗，自诉血糖控制可。

查体：全身皮肤、黏膜及巩膜未见黄染，全腹软，中上腹部压痛，无反跳痛及肌紧张。

■ **辅助检查**

血常规 +CRP：白细胞计数 7.9×10^9 / L，中性粒细胞百分比 75.1%，超敏 C 反应蛋白 8.14 mg/L。

肝功能：丙氨酸氨基转移酶 30.5 U / L，天门冬氨酸氨基转移酶 22 U / L，总胆红素 9.4 μmol / L，直接胆红素 1.9 μmol / L。

■ **初步诊断**

胆总管结石　胆囊炎

排除禁忌后，行 ERCP。术前完善 EUS 示：胆总管腔内可见强回声光团，后伴声影；胆囊体积缩小，腔内可见少量絮状强回声光团（图 1、图 2）。

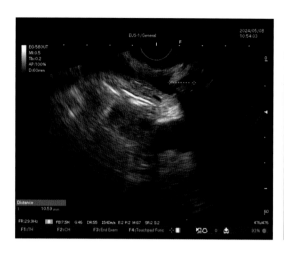

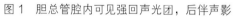

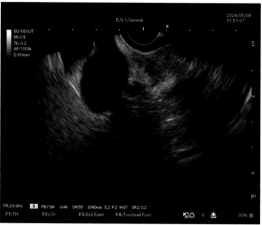

图1　胆总管腔内可见强回声光团，后伴声影

图2　胆囊体积缩小，壁略毛糙，可见少量絮状强回声

为明确胆总管、胆囊内情况，常规 ERCP 取石后插入 eyeMAX 洞察成像导管。

■ eyeMAX 洞察所见

因胆总管结石较大，采用激光碎石进行取石。eyeMAX 洞察导管进入胆道，可见胆囊管开口以及胆囊颈部结构，因胆囊颈部无法直接通过 eyeMAX 洞察导管，遂通过直视球囊扩张胆囊颈部，扩张后再次进镜经过胆囊颈部进入胆囊，胆囊内可见一处狭窄，应用导丝经过狭窄部位，可见少量泥沙样结石。留置导丝于胆管内，并于 X 线监视下置入双猪尾支架（图3- 图9）。

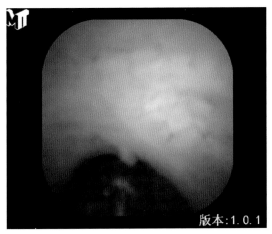

图 3 胆囊颈部应用 4 ~ 6 mm 直视球囊扩张

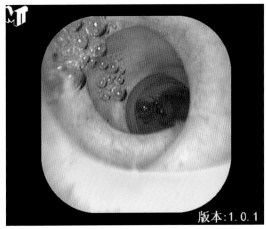

图 4 扩张后的胆囊颈部

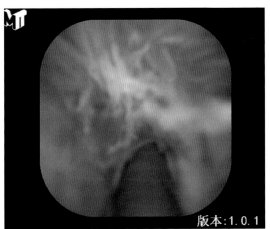

图 5 可见狭窄，应用导丝引导

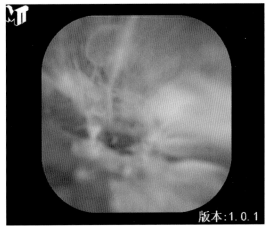

图 6 胆囊腔内狭窄处可见泥沙样结石附着

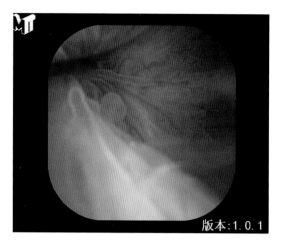

图 7 胆囊壁网格状结构及血管走形

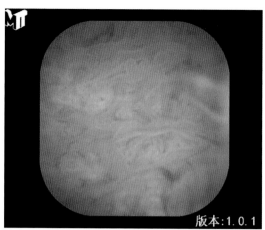

图 8 胆囊壁网格状结构

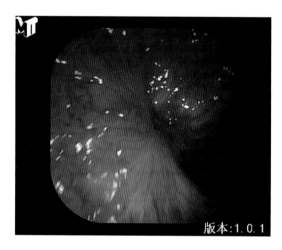

图 9 胆囊底可见瘢痕

■ 诊断

胆总管结石　胆囊炎

■ 结果

ERCP 联合 eyeMAX 洞察成像系统检查 + 胆总管激光碎石术 + 胆道结石取石术 + 胆道、胆囊灌洗术 + 胆道支架置入术。

■ 操作技巧

本病例胆总管结石较大，为困难结石，通过激光能量碎石的方式进行碎石后取石，亦可通过液电能量碎石进行碎石后取石。考虑胆总管结石为原发性结石，胆囊颈部未有排石改变，走形迂曲，导丝顺利通过后将导丝撤出，伸入 4 ～ 6 mm 直视球囊进行扩张，扩张后 eyeMAX 洞察导管（9 Fr）可顺利进入胆囊腔内进行灌洗观察。

■ 视频

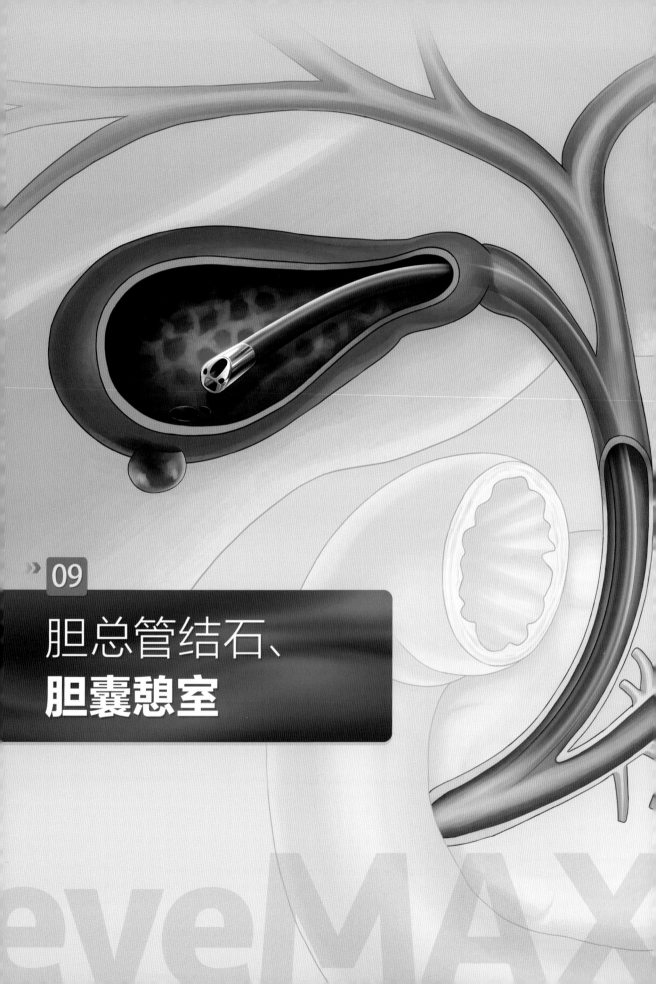

09

胆总管结石、
胆囊憩室

病例 1：胆总管结石，胆囊憩室

■ 病史摘要

患者，男性，76 岁，主因"间断性中上腹胀痛 2 天"来院。

现病史：患者 2 天前无明显诱因出现上腹部胀痛，呈间断性胀痛，疼痛无放射性，伴恶心，无呕吐，无畏寒，无发热，伴反酸、胃灼热，无口苦、厌油，今为求进一步诊治来我院就诊，门诊收入我科。病程中患者食欲差，睡眠差，尿黄，无咳嗽、咳痰，无胸闷、气短，无心悸，近半年体重无明显变化。

既往史：2 型糖尿病 20 余年，皮下注射"甘舒霖"治疗。慢性结肠炎、慢性胃炎病史 4 年。结肠多发息肉病史 1 年。3 年前因急性胆囊炎于我科住院治疗，好转出院。

查体：全腹软，中上腹压痛。

■ 辅助检查

血常规 +CRP：白细胞计数 11.2×10^9 / L，中性粒细胞百分比 81.1%，淋巴细胞百分比 12.6%，超敏 C 反应蛋白 54.11 mg / L。

肝功能：总蛋白 52.8 g / L，总胆红素 35.6 μmol / L，直接胆红素 15.8 μmol / L，间接胆红素 19.8 μmol / L。

腹部 CT：胆总管末端征象，不除外结石，请结合相关检查；双肾小结石，双肾多发囊肿，左肾复杂囊肿；盆腔积液；中腹部小肠征象，不除外不完全性肠梗阻，请结合临床复查。

■ 初步诊断

胆总管结石

评估患者病情后，行 ERCP 联合 eyeMAX 洞察成像系统诊治。术前完善 EUS 示：胆总管结石，胆囊炎，胆汁淤积（图 1、图 2）。

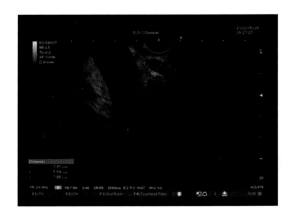

图1　胆总管可见强回声光团，后伴声影

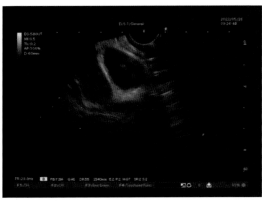

图2　胆囊体积不大，壁略呈双层结构，腔内可见絮状强回声

■ eyeMAX 洞察所见

ERCP 常规取出胆总管结石，eyeMAX 洞察成像导管进入胆道后通过导丝引导进入胆囊，观察胆囊壁及胆囊腔内情况，胆囊底部可见憩室（图3-图7）。

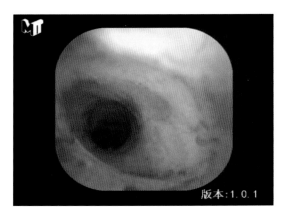

图3　eyeMAX 洞察导管进入胆管颈部，可见胆囊颈部螺旋状结构

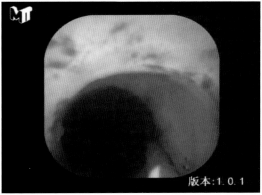

图4　eyeMAX 洞察导管沿着导丝进入胆囊颈部，可见胆囊颈部黏膜充血

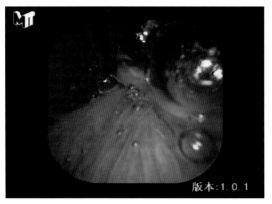

图 5　eyeMAX 洞察导管进入胆囊，可见胆囊壁血 图 6　eyeMAX 洞察导管远观胆囊底部
管清晰走形

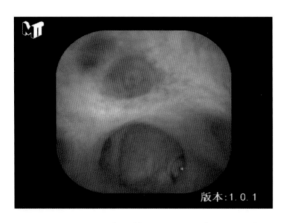

图 7　eyeMAX 洞察导管近观胆囊底部，可见多发
憩室

■ 诊断

胆总管结石　胆囊憩室

■ 结果

应用甲硝唑生理盐水反复灌洗胆囊,充分观察胆囊壁无息肉样病变等,胆囊底部见憩室。于胆总管内留置导丝,导丝引导下置入双猪尾支架。

■ 操作技巧

该病例 eyeMAX 洞察导管在导丝引导下直视进入胆囊腔内,未予胆囊颈部过多处理,胆囊憩室的诊断明确。

■ 视频

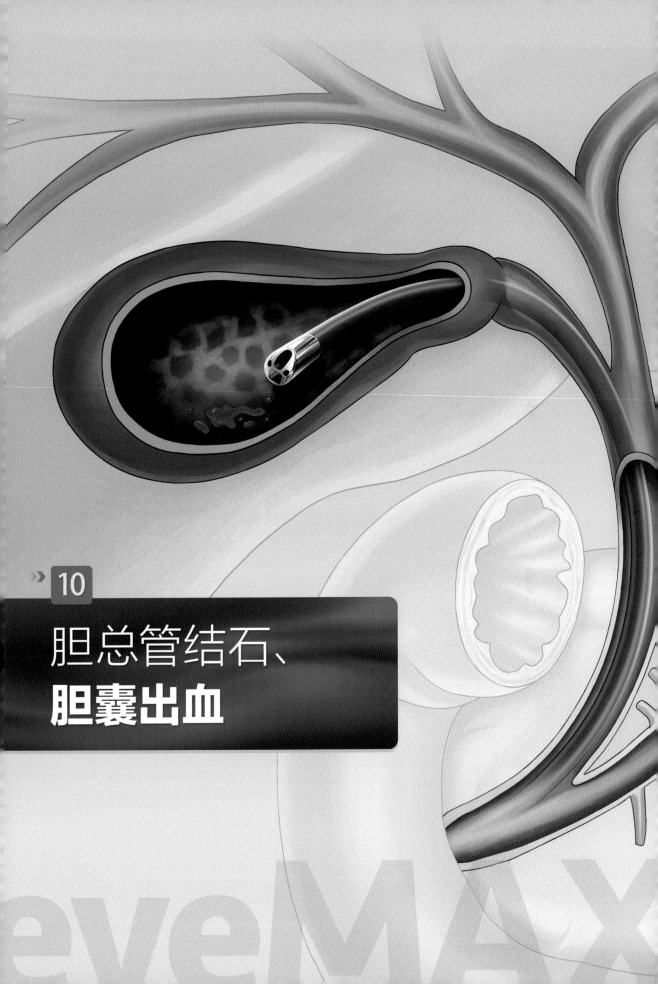

10

胆总管结石、
胆囊出血

病例 1： 胆总管结石，化脓性胆囊炎，胆囊出血

▇ 病史摘要

患者，男性，62 岁，主因"腹痛 1 个月，加重 1 天"入院。

现病史：患者于 1 个月前无明显诱因出现腹痛，以中上腹部为主，呈间断性隐痛，伴腰背部放射痛，伴腹胀，无恶心、呕吐，偶有反酸、嗳气，伴皮肤、巩膜黄染，伴尿色加深，未予重视及治疗。患者 1 天前腹痛症状加重，呈持续性绞痛，伴发热（具体体温未测），就诊于外院，查腹部 CT 提示胆囊壁不均匀增厚（考虑胆囊炎所致、待除外占位）、胆总管结石、勾突部体积增大、右肾囊肿，现为求进一步诊治收入我科。患者自发病以来，精神、饮食、睡眠较差，近 5 天未排大便，小便如上所述，近期体重稍减轻。

既往史：脑梗死病史，遗留左侧肢体活动不利。

查体：全身皮肤、黏膜及巩膜黄染，全腹软，上腹部压痛，无反跳痛及肌紧张。

▇ 辅助检查

MRCP：胆囊炎，胆囊壁明显增厚，格林森鞘增厚，建议增强进一步检查；考虑胆囊结石，请结合相关检查；胆总管下段征象，伪影不除外，请结合临床；考虑双肾囊肿。

血常规 +CRP：白细胞计数 8.6×10^9 / L，中性粒细胞百分比 82.7%，超敏 C 反应蛋白 384.25 mg / L。

降钙素原：22.95 ng / mL。

肝功能：丙氨酸氨基转移酶 163.7 U / L、天门冬氨酸氨基转移酶 88.3 U / L、总胆红素 146.4 μmol / L、直接胆红素 117.7 μmol / L。

▇ 初步诊断

胆总管结石？ 胆囊炎 胆囊结石

排除禁忌后，行 ERCP。术前完善 EUS 示：胆囊壁呈双层结构，可见渗出（图 1）。

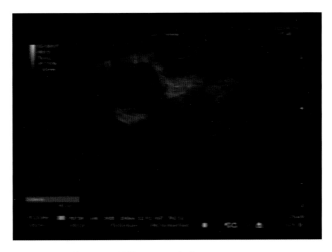

图 1　胆囊壁呈双层结构，可见渗出

常规 ERCP 取石后插入 eyeMAX 洞察成像系统。

■ eyeMAX 洞察所见

胆总管内可见大量泥沙样结石，插入取石网篮，取出结石，应用甲硝唑生理盐水冲洗胆总管。继续进镜经过胆囊颈部进入胆囊，胆囊内可见大量化脓性胆汁，可见自发性出血（图 2- 图 5），应用甲硝唑生理盐水冲洗胆囊。留置导丝于胆囊内，并于 X 线监视下留置塑料支架于胆囊内，观察胆汁流出通畅。

■ 诊断

胆总管结石　化脓性胆囊炎　胆囊出血

■ 结果

ERCP 联合 eyeMAX 洞察成像系统检查 + 胆道结石取石术 + 胆囊灌洗术 + 胆囊支架置入术。

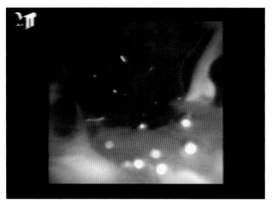

图 2　胆囊内可见囊壁出血

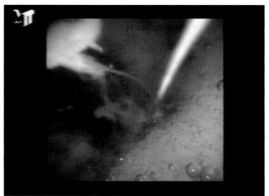

图 3　胆囊内可见化脓性胆汁

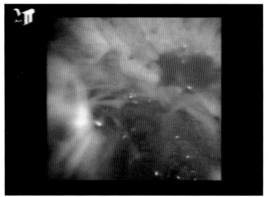

图 4　胆囊壁可见糜烂、溃疡，附着白苔

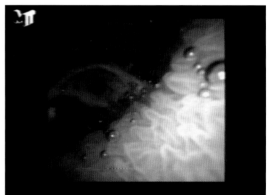

图 5　应用甲硝唑生理盐水灌洗后可见胆囊壁充血、水肿

■　**操作技巧**

患者胆囊炎较重，遂留置胆囊塑料支架引流。患者术后给予抗炎、对症相关治疗，腹痛缓解，出院。

■　**视频 1**

患者于 3 个月后行 ERCP+eyeMAX 洞察成像系统复查。拔除支架后，在导丝引导下插入 eyeMAX 洞察导管，经过胆囊颈部，可见息肉样隆起（图 6），继续进入胆囊，应用甲硝唑生理盐水冲洗胆囊，胆囊内壁欠光滑（图 7、图 8），较 3 个月前好转。

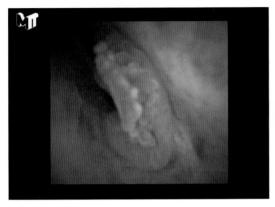

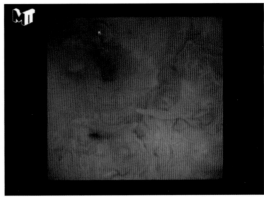

图 6　胆囊颈部可见息肉样隆起，考虑支架摩擦所致的炎症反应

图 7　胆囊内壁欠光滑

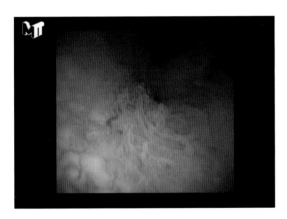

图 8　胆囊壁轻度充血，较 3 个月前明显减轻

■ 视频 2

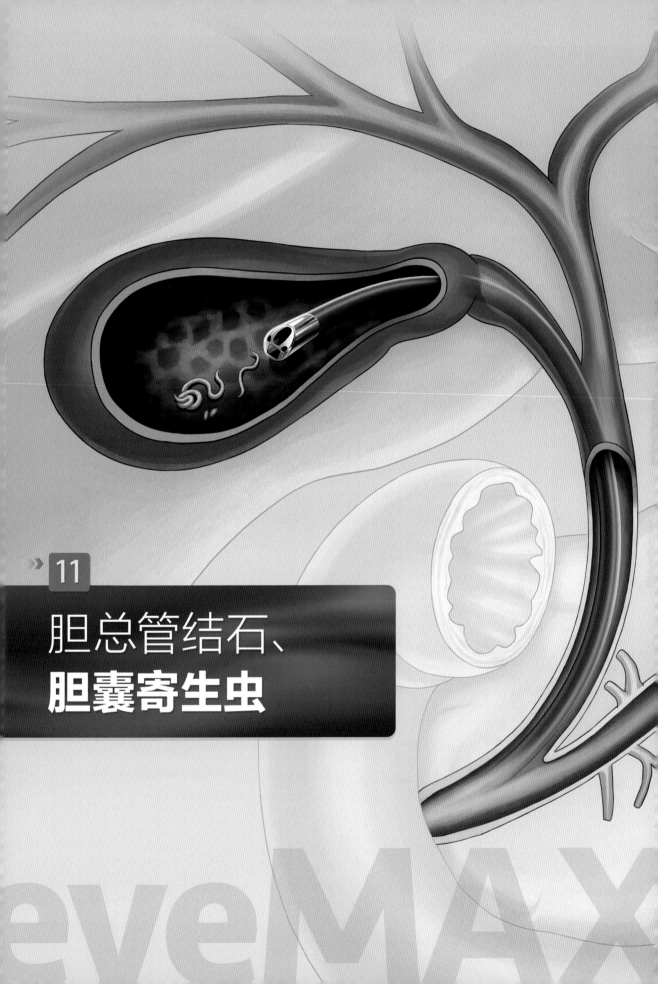

胆总管结石、
胆囊寄生虫

病例 1：胆总管结石，胆囊寄生虫

■ **病史摘要**

患者，男性，72 岁，主因"间断性腹痛 3 天"来院。

现病史：患者于 3 天前无明显诱因出现腹痛，以上腹部为主，未予重视及治疗，2
天前疼痛不缓解，自觉全腹不适，伴有腹胀，活动后明显，伴皮肤、巩膜黄染，今为求
进一步诊治来我院就诊，门诊检查血常规、血淀粉酶、消化系彩超后以"胆总管结石，
胆囊结石，胆囊炎"收入院。发病以来患者无呕血、黑便，无头晕、头痛，无咳嗽、咳痰，
无寒战、发热，无心悸、气短，无心前区不适，食欲一般，睡眠情况良好，大小便如常，
近期体重无明显下降。

既往史：糖尿病史 20 余年，应用"长秀霖"皮下注射控制血糖。胆囊结石、胆囊炎
病史 1 年。5 年前双眼白内障手术。脑梗死病史 3 年。

查体：全腹软，无胃肠型及蠕动波，右上腹压痛。

■ **辅助检查**

肝功能：丙氨酸氨基转移酶 276.6 U／L，天门冬氨酸氨基转移酶 246.0 U／L，总胆红
素 131.3 μmol／L，直接胆红素 104.0 μmol／L，间接胆红素 27.3 μmol／L，谷氨酰胺转肽
酶 1 103 U／L，碱性磷酸酶 532.1 U／L。

血常规：白细胞计数 $13.3×10^9$／L、中性粒细胞百分比 79.1%、淋巴细胞百分比
13.6%、单核细胞绝对值 $0.65×10^9$／L。

■ **初步诊断**

胆总管结石　胆囊结石　胆囊炎

评估患者病情后，行 ERCP 联合 eyeMAX 洞察成像系统诊治。常规 ERCP 取石后插入
eyeMAX 洞察成像导管。

■ eyeMAX 洞察所见

eyeMAX 洞察导管在导丝引导下经过胆囊颈部进入胆囊内，充分观察胆囊壁结构，应用甲硝唑生理盐水冲洗胆囊，可见泥沙样结石，应用取石网篮取出结石，另见胆囊内虫体样结构，取出活检（图 1- 图 3）。

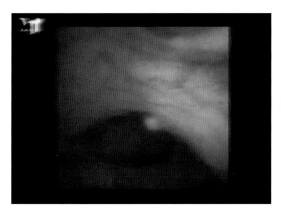

图 1　eyeMAX 洞察导管可见胆囊颈部 Heister 瓣　　图 2　胆囊底部可见狭窄瘢痕，似见胆汁流出

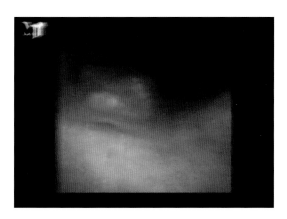

图 3　胆囊内疑似虫体结构，取出活检

■ 诊断

胆总管结石　胆囊寄生虫

■ 结果

应用甲硝唑生理盐水反复灌洗胆囊，用取石网篮将寄生虫取出，于胆管内留置支架引流。

■ 操作技巧

该病例胆囊颈部直径尚可通过 eyeMAX 洞察导管，通过导丝引导，调整导管螺旋直视顺利进入胆囊，反复冲洗胆囊，胆囊底部见狭窄瘢痕。eyeMAX 洞察导管没有强行进入狭窄处，退镜时见胆囊内虫体结构，应用网篮取出活检。

■ 视频